西部提升计划和中央奖补资金项目

高原动物性食品卫生学
实验指导

索朗斯珠　　辜雪东　　李永涛　　主编

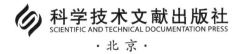

科学技术文献出版社
SCIENTIFIC AND TECHNICAL DOCUMENTATION PRESS

·北 京·

图书在版编目（CIP）数据

高原动物性食品卫生学实验指导 / 索朗斯珠，辜雪东，李永涛主编. —北京：科学技术文献出版社，2017.2
ISBN 978-7-5189-2276-5

Ⅰ.①高… Ⅱ.①索… ②辜… ③李… Ⅲ.①动物性食品—食品卫生学
Ⅳ.① R155.5

中国版本图书馆 CIP 数据核字（2017）第 003909 号

高原动物性食品卫生学实验指导

策划编辑：孙江莉	责任编辑：张丽艳	责任校对：赵 瑗	责任出版：张志平

出 版 者　科学技术文献出版社
地　　址　北京市复兴路15号　邮编 100038
编 务 部　(010) 58882938，58882087（传真）
发 行 部　(010) 58882868，58882874（传真）
邮 购 部　(010) 58882873
官 方 网 址　www.stdp.com.cn
发 行 者　科学技术文献出版社发行　全国各地新华书店经销
印 刷 者　北京九州迅驰传媒文化有限公司
版　　次　2017 年 2 月第 1 版　2017 年 2 月第 1 次印刷
开　　本　710×1000　1/16
字　　数　196千
印　　张　12.5
书　　号　ISBN 978-7-5189-2276-5
定　　价　58.00元

编　委　会

主　　编　　索朗斯珠　　辜雪东　　李永涛

参编人员　　索朗斯珠　　西藏农牧学院

　　　　　　　　辜　雪　东　　西藏农牧学院

　　　　　　　　李　永　涛　　河南农业大学

　　　　　　　　罗　　　章　　西藏农牧学院

　　　　　　　　益西措姆　　西藏农牧学院

　　　　　　　　芮　亚　培　　西藏农牧学院

　　　　　　　　李　有　文　　塔里木农业大学

　　　　　　　　罗　润　波　　西藏农牧学院

　　　　　　　　王　　　刚　　西藏农牧学院

　　　　　　　　贾　广　敏　　河南省动物卫生监督所

前　言

　　本书主要是根据西藏农牧学院西部提升计划（动物医学学科建设）和中央奖补资金项目建设内容，针对西藏农牧学院动物医学、动植物检疫、食品工程等专业的《动物性食品卫生学》课程而编写的实验指导书。

　　西藏是全国五大牧区之一，肉、乳等动物性食品在人们饮食结构中占着重要地位。随着西藏畜牧业经济的不断发展，人民物质生活水平的不断提高，人们对动物性食品的安全性要求越来越高。为了提高动物性食品的安全与质量，加强高原动物性食品安全检验队伍的建设，我们联合河南农业大学、塔里木农业大学等学校教师，参考国内不同教材，结合西藏畜牧业生产实际需求、饮食习俗等特殊性，特编写此书供西藏农牧学院等西藏区内大学和职业院校使用。

　　本书编写具体分工：索朗斯珠负责拟定本书编写方案、统稿和实验一、实验二的编写工作；辜雪东编写实验十二和校对；李永涛编写动物性食品卫生检验总则、动物性食品卫生实验室守则、实验七、实验十；罗章编写实验十一；益西措姆编写实验四、实验五；芮亚培编写实验十三、实验十四；李有文编写实验八、实验九；罗润波编写实验三和校对；王刚编写实验六和校对；贾广敏编写实验十五和校对。

　　限于编者的水平和经验，本书不足之处，敬请同行和师生指正，以便以后修订。

编　者

2016 年 12 月

目　录

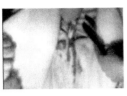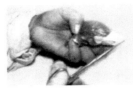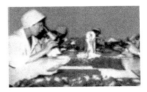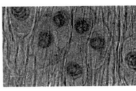

动物性食品卫生检验总则

本部分介绍动物性食品微生物学检验和理化检验的基本要求，为开展相关实验提供指导。动物性食品微生物检验总则主要参考《食品安全国家标准 食品微生物检验 总则》（GB 4789.1—2010），理化检验总则参考《食品卫生检验方法 理化部分 总则》（GB/T 5009.1—2003）。

一、食品微生物学检验总则

（一）实验室基本要求

1. 环境

①实验室环境不应影响检验结果的准确性。

②实验室的工作区应与办公区明显分开，有效隔离。

③实验室工作面积与总体布局应能满足检验工作的需要，应采用单向工作流程，避免区域间交叉污染。

④实验室内部环境的温度、湿度、光照度、噪声和洁净度等应符合工作要求。

⑤一般样品检验应在洁净区（主要是超净工作台或洁净实验室）进行，实验室的重要区域和危险区域应有明显的标示。

⑥病原微生物的分离与鉴定工作应在生物安全二级实验室（Biosafety level 2，BSL - 2）进行。

2. 人员

①检验人员应具有相应的专业教育（微生物学相关专业）或技术培训经历，具备相应的资质，能够理解并正确开展检验。

②检验人员应牢记实验室生物检验安全操作知识和消毒知识。

③检验人员应在操作过程中保持个人整洁与卫生，防止人为污染样品。

④检验人员应在操作过程中遵守实验室守则，保证自身安全。

⑤有颜色视觉障碍的人员不能执行涉及辨色的实验。

3. 设备

①实验设备应满足检验工作的需要。

②实验设备应置于适宜的环境条件下，便于维护、清洁、消毒与校准，并保持整洁与良好的工作状态。

③实验设备应定期进行检查、维护和保养，以确保工作性能和操作安全。

④实验设备应有日常监控记录和使用登记记录。

4. 检验用品

①常规检验用品主要有接种环（针）、酒精灯、镊子、剪刀、药匙、消毒棉球、硅胶（棉）塞、微量移液器、吸管、吸球、试管、平皿、微孔板、广口瓶、量筒、玻棒及L形玻棒等。

②检验用品在使用前应保持清洁和/或无菌。常用的灭菌方法包括湿热法、干热法、化学法等。

③需要灭菌的检验用品应放置在特定容器内或用合适的材料（如专用包装纸、铝箔纸等）包裹或加塞，应保证灭菌效果。

④可选择适用于微生物检验的一次性用品来替代反复使用的物品与材料（如培养皿、吸管、吸头、试管、接种环等）。

⑤检验用品的储存环境应保持干燥和清洁，已灭菌与未灭菌的用品应分开存放并明确标识。

⑥灭菌检验用品应记录灭菌的温度与持续时间。

5. 培养基和试剂

食品微生物学检验所用培养基和试剂应符合GB 4789.28—2013《食品安全国家标准 食品微生物学检验 培养基和试剂的质量要求》。

（1）培养基的实验室制备

①一般要求：正确制备培养基是微生物学检验的最基础步骤之一，使用脱水培养基和其他成分，尤其是含有有毒物质（如胆盐或其他选择剂）的成分时，应遵守良好实验室规范和生产厂商提供的使用说明。培养基的不正确制备会导致培养基出现质量问题。

使用商品化脱水合成培养基制备培养基时，应严格按照厂商提供的使用说明配制。如重量（体积）、pH、制备日期、灭菌条件和操作步骤等。

实验室使用各种基础成分制备培养基时，应按照配方准确配制，并记录相关信息，如：培养基名称和类型及试剂级别、每种成分的含量、制造商、批号、pH、培养基体积（分装体积）、无菌措施（包括实施的方式、温度及时间）、配置日期、人员等，以便溯源。

②水：实验用水的电导率在 25℃ 时不应超过 25μS/cm（相当于电阻率 ≥0.4 MΩ·cm），除非另有要求。水的微生物污染不应超过 10^3 CFU/mL。应按 GB 4789.2—2010《食品安全国家标准 食品微生物学检验 菌落总数测定》，采用平板计数琼脂培养基，在 36℃ ±1℃ 培养 48h ±2h，定期检查微生物污染。

③称重和溶解：小心称量所需量的脱水合成培养基（必要时佩戴口罩或在通风橱中操作，以防吸入含有有毒物质的培养基粉末），先加入适量的水，充分混合（注意避免培养基结块），然后加水至所需的量后适当加热，并重复或连续搅拌使其快速分散，必要时应完全溶解。含琼脂的培养基在加热前应浸泡几分钟。

④pH 的测定和调整：用 pH 计测 pH，必要时在灭菌前进行调整，除特殊说明外，培养基灭菌后冷却至 25℃ 时，pH 应在标准 pH ±0.2 范围内。一般使用浓度约为 40 g/L（约 1 mol/L）的氢氧化钠溶液或浓度约为 36.5 g/L（约 1 mol/L）的盐酸溶液调整培养基的 pH。如需灭菌后进行调整，则使用已灭菌或除菌的溶液。

⑤分装：将配好的培养基分装到适当的容器中，容器的容积应比培养基体积最少大 20%。

⑥灭菌：

a. 湿热灭菌：湿热灭菌在高压锅或培养基制备器中进行，高压灭菌一般采用 121℃ ±3℃ 灭菌 15 min，具体培养基按食品微生物学检验标准中的规定进行灭菌。培养基体积不应超过 1000mL，否则灭菌时可能会造成过度加热。所有的操作应按照标准或使用说明的规定进行，灭菌效果的控制是关键问题，加热后采用适当的方式冷却，以防加热过度，这对于大容量和敏感培养基（如含有煌绿的培养基）十分重要。

某些培养基不能或不需要高压灭菌，可采用煮沸灭菌，如 SC 肉汤等特定的培养基中含有对光和热敏感的物质煮沸后应迅速冷却，避光保存；有些试剂则不需灭菌，可直接使用（参见相关标准或供应商使用说明）。

b. 过滤除菌：过滤除菌可在真空或加压的条件下进行。使用孔径为 0.2 μm 的无菌设备和滤膜。消毒过滤设备的各个部分或使用预先消毒的设备。一些滤膜上附着有蛋白质或其他物质（如抗生素），为了达到有效过滤，应事先将滤膜用无菌水润湿。

c. 检查：应对经湿热灭菌或过滤除菌的培养基进行检查，尤其要对 pH、色泽、灭菌效果和均匀度等指标进行检查。

⑦添加成分的制备：制备含有有毒物质的添加成分（尤其是抗生素）时应小心操作（必要时在通风橱中操作），避免因粉尘的扩散造成实验人员过敏或发生其他不良反应；制备溶液时应按产品使用说明操作。

不要使用过期的添加剂，抗生素工作溶液应现用现配，批量配制的抗生素溶液可分装后冷冻贮存，但解冻后的贮存溶液不能再次冷冻；厂商应提供冷冻对抗生素活性影响的有关资料，也可由使用者自行测定。

（2）培养基的使用

①琼脂培养基的融化：将培养基放到沸水浴中或采用有相同效果的方法（如用高压锅中的层流蒸汽加热）使之融化。经过高压灭菌的培养基应尽量减少重新加热的时间，融化后避免过度加热。融化后应短暂（如 2 min）置于室温中以避免玻璃瓶破碎。

将融化后的培养基放入 47~50℃ 的恒温水浴锅中保温（可根据培养基实际凝固温度适当提高水浴锅温度），直至使用。培养基达到 47~50℃ 的时间与培养基的品种、体积、数量有关。融化后的培养基应尽快使用，放置时间一般不应超过 4 h。未用完的培养基不能重新凝固留待下次使用。敏感的培养基尤应注意，融化后保温时间应尽量缩短，如有特定要求可参考指定的标准。使用时的培养基温度应控制在 45℃ 左右。

②培养基的脱氧：必要时，在使用前将培养基放到沸水浴或蒸汽浴中加热 15 min；加热时松开容器的盖子，加热后盖紧，并迅速冷却至使用温度。

③添加成分的加入：对热不稳定的添加成分应在培养基冷却至 47~50℃ 时再加入。无菌的添加成分在加入前应先放置到室温，避免冷的液体造成琼脂凝结或形成片状物。将加入添加成分后的培养基缓慢充分混匀，尽快分装到待用的容器中。

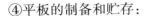

④平板的制备和贮存：

a. 倾注融化的培养基到培养皿中，使之在培养皿中形成的厚度至少为 3 mm（直径 90 mm 的培养皿，通常要加入 18 ~ 20 mL 琼脂培养基）。盖好皿盖后将培养皿放到水平平面使琼脂冷却凝固。如果平板需贮存，或者培养时间超过 48 h，或培养温度高于 40℃，则需要倾注更多的培养基。凝固后的培养基应立即使用或存放 5℃ ±3℃ 冰箱的密封袋中，以防止培养基成分的改变。在平板底部或侧边做好标记，标记的内容包括名称、制备日期和有效期，也可使用适宜的培养基编码系统进行标记。

b. 将倒好的平板放在密封的袋子中冷藏保存可延长贮存期限。为了避免冷凝水的产生，平板应冷却后再装入袋中，贮存前不要对培养基表面进行干燥处理。

c. 对于采用表面接种形式培养的固体培养基，应先对琼脂表面进行干燥：揭开培养皿盖，将平板倒扣于烘箱或培养箱中（温度设为 25 ~ 50℃），或放在有对流的无菌净化台中，直到培养基表面的水滴消失为止，注意不要过度干燥。商品化的平板琼脂培养基应按照厂商提供的说明使用。

（3）培养基的弃置

所有污染和未使用的培养基的弃置应采用安全的方式，并且要符合相关法律和法规的规定。

6. 菌株

①应使用微生物菌种保藏专门机构或同行认可机构所保存的、可溯源的标准或参考菌株。

②应对从食品、环境或人体分离、纯化、鉴定的，未在微生物菌种保藏专门机构登记注册的原始分离菌株（野生菌株）进行系统、完整的菌株信息记录，包括分离时间、来源、表型及分子鉴定的主要特征等。

③实验室应保存能满足实验需要的标准或参考菌株，在购入和传代保藏过程中，应进行验证试验，并进行文件化管理。

（二）样品的采集

1. 采样原则

根据检验目的、食品特点、批量、检验方法、微生物的危害程度等确定采样方案。应采用随机原则进行采样，确保所采集的样品具有代表性。采样过程应遵循无菌操作规程，防止一切可能的外来污染。

2. 采样方案

①类型：采样方案分为二级采样方案和三级采样方案。二级采样方案设有 n、c 和 m 值，三级采样方案设有 n、c、m 和 M 值。

n：同一批次产品应采集的样品件数。

c：最大可允许超出 m 值的样品数。

m：微生物限量可接受水平的限量值。

M：微生物限量的最高安全限量值。

注：①按照二级采样方案设定的指标，在 n 个样品中，允许有≤c 个样品其相应微生物限量检验值大于 m 值。②按照三级采样方案设定的指标，在 n 个样品中，允许全部样品中相应微生物限量检验值小于或等于 m 值；允许有≤c 个样品其相应微生物限量检验值在 m 值和 M 值之间；不允许有样品其相应微生物限量检验值大于 M 值。例如：n = 5，c = 2，m = 100 CFU/g，M = 1000 CFU/g，含义是从一批产品中采集 5 个样品，若 5 个样品的检验结果均小于或等于 m 值（≤100 CFU/g），则这种情况是允许的；若≤2 个样品的检验结果（X）位于 m 值和 M 值之间 100CFU/g < X ≤1000 CFU/g），则这种情况也是允许的；若有 3 个及以上样品的检验结果位于 m 值和 M 值之间，则这种情况是不允许的；若有任一样品的检验结果大于 M 值（>1000 CFU/g），则这种情况也是不允许的。

②各类食品的采样方案：按相应产品标准中的规定执行。

③食源性疾病及食品安全事件中食品样品的采集：由工业化批量生产加工的食品污染导致的食源性疾病或食品安全事件，食品样品的采集和判定原则按（1）和（2）执行。同时，应确保采集现场剩余食品样品。由餐饮单位或家庭烹调加工的食品导致的食源性疾病或食品安全事件，食品样品的采集按 GB 14938《食物中毒诊断标准及技术处理总则》中卫生学检验的要求，以满足食源性疾病或食品安全事件病因判定和病原确证的要求。

3. 采样方法

采样应遵循无菌操作规程，采样工具和容器应无菌、干燥、防漏，形状及大小适宜。

①即食类预包装食品：取相同批次的最小零售原包装，检验前要保持包装完整，避免污染。

②非即食类预包装食品：原包装小于 500 g 的固态食品或小于 500 mL 的液态食品，取相同批次的最小零售原包装；大于 500 mL 的液态食品，应在

采样前摇动或用无菌棒搅拌液体。使其达到均质后分别从相同批次的 n 个容器中采集 5 倍或以上检验单位的样品；大于 500 g 的固态食品，应用无菌采样器从同一包装的几个不同部位分别采取适量样品，放入同一个无菌采样容器内，采样总量应满足微生物学检验的要求。

③散装食品或现场制作食品：根据食品的种类和状态及相应检验方法中规定的检验单位，用无菌采样器现场采集 5 倍或以上检验单位的样品，放入无菌采样容器内，采样总量应满足微生物学检验的要求。

④食源性疾病及食品安全事件的食品样品：采样量应满足食源性疾病诊断和食品安全事件病因判定的检验要求。

4. 样品的标记

应对采集的样品进行及时、准确的记录和标记，采样人应清晰填写采样单（包括采样人、采样地点、采样时间、样品名称、来源、批号、数量、保存条件等信息）。

5. 样品的贮存和运输

采样后，应将样品在接近原有贮存温度条件下尽快送往实验室检验。运输时应保持样品完整。如不能及时运送，应在接近原有贮存温度条件下贮存。样品在保存和运输的过程中，应采取必要的措施防止样品中原有微生物的数量发生变化，保持样品的原有状态。

（三）样品检验

1. 样品处理

①实验室接到送检样品后应认真核对登记，确保样品的相关信息完整并符合检验要求。

②实验室应按要求尽快检验。若不能及时检验，应采取必要的措施保持样品的原有状态，防止样品中目标微生物的数量因客观条件的干扰而发生变化。

③冷冻食品应在 45℃以下不超过 15 min 或 2~5℃ 不超过 18 h 解冻后进行检验。

2. 检验方法的选择

①应选择现行有效的国家标准方法。

②食品微生物检验标准中对同一检验项目有两个或两个以上定性检验方

法时，应以常规培养方法为基准方法。

③食品微生物检验标准中对同一检验项目有两个或两个以上定量检验方法时，应以平板计数法为基准方法。

（四）生物安全与质量控制

1. 实验室生物安全要求

实验室生物安全要求应符合 GB 19489—2008《实验室生物安全通用要求》的规定，根据检测对象的危害程度选择合适的生物安全等级实验室，严格按照相关要求进行检验。

2. 质量控制

①实验室应对实验用菌株、培养基、试剂等设置阳性对照、阴性对照和空白对照。

②实验室应对重要的检验设备（特别是自动化检验仪器）设置仪器比对。

③实验室应定期对实验人员进行技术考核。

（五）记录与报告

①记录：检验过程中应即时、准确地记录观察到的现象、结果和数据等信息。

②报告：实验室应按照检验方法中规定的要求，准确、客观地报告每一项检验结果。

（六）检验后样品的处理

①检验结果报告后，方能处理被检样品。检出致病菌的样品要经过无害化处理。

②检验结果报告后，剩余样品或同批样品不进行微生物项目的复检。

二、食品理化检验总则

动物性食品卫生理化检验总则参照国标《食品卫生检验方法理化部分总则》（GB/T 5009.1）中的相关规定，由于教材篇幅所限，常用标准滴定溶液的配制方法在此处不做详细介绍，如需要可参看标准。

1. 一般要求

①称取：指用天平进行的称量操作，其准确度要求用数值的有效数位表

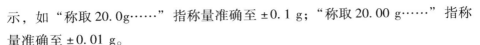

示，如"称取 20.0 g……"指称量准确至 ±0.1 g；"称取 20.00 g……"指称量准确至 ±0.01 g。

②准确称取：指用精密天平进行的称量操作，其准确度为 ±0.0001 g。

③恒量：指在规定的条件下，连续两次干燥或灼烧后称定的质量差不超过规定的范围。

④量取：指用量筒或量杯取液体物质的操作。

⑤吸取：指用移液管、刻度吸量管取液体物质的操作。

⑥准确度：试验中所用的玻璃量器如滴定管、移液管、容量瓶、刻度吸管、比色管等所量取体积的准确度应符合国家标准对该容积玻璃量器的准确度要求。

⑦空白试验：除不加样品外，完全采用相同的分析步骤、试剂和用量（滴定法中标准滴定液的用量除外）进行平行操作。用于扣除样品中试剂本底和计算检验方法的检出限。

2. 检验方法的选择

①标准方法如有两个以上检验方法时，可根据所具备的条件选择使用，以第一法为仲裁方法。

②标准方法中根据适用范围设几个并列方法时，要依据适用范围选择适宜的方法。在不同国标中由于方法的适用范围不同，可根据实际情况选择采用。

3. 试剂的要求及其浓度的基本表示方法

（1）水

检验方法中所使用的水，未注明其他要求时，指蒸馏水或去离子水。溶液未指明用何种溶剂配制时，均指水溶液。

①实验室用水分级：GB/T 6682《分析实验室用水规格和试验方法》中将实验室用水分为三个级别，即一级水、二级水和三级水。

一级水用于有严格要求的分析试验，包括对颗粒有要求的试验。如高效液相色谱分析用水即为一级水。一级水可用二级水经过石英设备蒸馏或交换混床处理后，再经 0.2 μm 微孔滤膜过滤来制取。

二级水用于无机衡量分析等试验，如原子吸收光谱分析用水。二级用水可用多次蒸馏或离子交换等方法制取。

三级水用于一般化学分析试验。三级水可用蒸馏水或离子交换等方法制取。

②实验室用水的规格要求见表1-1。

表1-1　实验室用水的规格要求

指标	一级水	二级水	三级水
电导率（25℃）（MS/m）	≤0.01	≤0.10	≤0.50
pH范围（25℃）	—	—	5.0~7.5
可氧化物质量（以O计）（mg/L）	—	≤0.08	≤0.40
吸光度（254 nm, 1 cm光程）	≤0.001	≤0.01	—
蒸发（105℃±2℃）残渣含量（mg/L）	—	≤1.0	≤2.0
可溶性硅（以SiO_2计）含量（mg/L）	≤0.01	≤0.02	—

注：由于在一级水、二级水的纯度下，难以测定其真实的pH，因此，对一级水、二级水的pH范围不做规定。由于在一级水的纯度下，难以测定可氧化物质和蒸发残渣，对其限量不做规定。可用其他条件和制备方法来保证一级水的质量。

（2）试剂浓度

检验方法中未指明硫酸、硝酸、盐酸、氨水的具体浓度时，均指市售试剂规格的浓度。

（3）液体的滴

液体的滴是指蒸馏水自标准滴管流下的1滴的量，在20℃时20滴约相当于1 mL。

（4）配制溶液的要求

①配制溶液时所使用的试剂和溶剂的纯度应符合分析项目的要求，应根据分析任务、分析方法、对分析结果准确度的要求等选用不同等级的化学试剂。

②试剂瓶应为硬质玻璃瓶。一般碱液和金属溶液用聚乙烯瓶存放，需避光的试剂贮于棕色瓶中。

③配制硫酸、硝酸、盐酸等溶液时，应把酸倒入水中，对于溶解时放热较多的试剂，不可在试剂瓶配制，以免破裂。配制硫酸溶液时，应将浓硫酸分为数份慢慢倒入水中，边加边搅拌，必要时冷却烧杯外壁。

④溶液贮存时可能会发生变质现象，应予以注意。对于酸、碱、氧化性、还原性标准溶液等应经常标定，以免给分析结果带来误差。

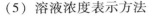

（5）溶液浓度表示方法

①标准滴定溶液的配制和浓度的表示应符合 GB/T 601《化学试剂标准滴定溶液的制备》的要求；标准溶液主要用于测定杂质含量，应符合 GB/T 602《化学试剂杂质测定用标准溶液的制备》的要求。

②几种固体试剂的混合质量分数或液体试剂的混合体积分数可表示为 $(1+1)$、$(4+2+1)$ 等。

③溶液的浓度可以质量分数或体积分数的方式表示，表示方法应是"质量（或体积）分数是 0.75"或"质量（或体积）分数是 75%"。质量分数和体积分数还能分别用"$\mu g/g$"和"mL/m^3"这样的形式表示。

④溶液浓度可以质量、容量单位表示，可表示为克每升或以其适当分倍数表示（g/L 或 mg/mL 等）。

⑤如果溶液由另一种特定溶液稀释配制而成，应按照下列惯例表示：

"稀释 $V_1 \rightarrow V_2$"表示将体积为 V_1 的特定溶液以某种方式稀释，最终混合物的总体积为 V_2；"稀释 $V_1 + V_2$"表示将体积为 V_1 的特定溶液加到体积为 V_2 的溶液中，如 $(1+1)$、$(2+5)$ 等。

4. 温度和压力的表示

（1）温度

一般温度以摄氏度为单位，写作℃。

（2）压力

单位为帕斯卡，表示为 Pa（kPa，MPa）。

1 atm = 760 mmHg = 101325 Pa = 101.325 kPa = 0.101325 MPa（atm 为标准大气压，mmHg 为毫米汞柱，均为非法定计量单位）

5. 仪器设备要求

（1）玻璃量器

①检验方法中所使用的滴定管、移液管、容量瓶、刻度吸管、比色管等玻璃量器均应按国家有关规定及规程进行检定校正。

②玻璃量器和玻璃器皿应经彻底洗净后才能使用。常用洗涤液的配制和使用方法如下：

重铬酸钾－浓硫酸溶液（100 g/L）：称取化学纯重铬酸钾 100 g 于烧杯中，加入 100 mL 水，微加热使重铬酸钾溶解。把烧杯放于水盆中冷却后，慢慢加入化学纯硫酸（边加边用玻璃棒搅动，防止硫酸溅出），开始时有沉淀析出，硫酸加到一定量时沉淀可溶解，加硫酸至溶液总体积为 1000 mL。该洗液是强氧化剂，但氧化作用比较慢，直接接触器皿数分钟至数小时才起作用，取出后要用自来水充分冲洗 7 ~ 10 次，最后用纯水淋洗 3 次。

肥皂洗涤液、碱洗涤液、合成洗涤剂洗涤液：配制一定浓度，主要用于油脂和有机物的洗涤。

氢氧化钾 – 乙醇洗涤液（100 g/L）：取 100 g 氢氧化钾，用 50 mL 水溶解后，加工业乙醇至 1L。该洗涤液适用洗涤油垢、树脂等。

酸性草酸或酸性羟胺洗涤液：称取 10g 草酸或 1 g 盐酸羟胺，溶于 10mL 盐酸（1 + 4），该洗涤液适用于洗涤氧化性物质。对粘在器皿上的氧化剂，酸性草酸作用较慢，酸性羟胺作用快且易洗净。

硝酸洗涤液：常用浓度（1 + 9）或（1 + 4），主要用于浸泡清洗测定金属离子时使用的器皿。一般浸泡过夜，取出用自来水冲洗，再用去离子水或亚沸水冲洗。洗涤后的玻璃仪器应防止二次污染。

（2）控温设备

检验方法所使用的马弗炉、恒温干燥箱、恒温水浴锅等均应按国家有关规程进行测试和检定校正。

（3）测量仪器

天平、酸度计、温度计、分光光度计、色谱仪等均应按同家有关规程进行测试和检定校正。

（4）其他仪器

检验方法中所列仪器为该方法所需要的主要仪器，一般实验室常用仪器不再列入。

6. 样品的要求

①采样应注意样品的生产日期、批号、代表性和均匀性（掺伪食品和食物中毒样品除外）。采集的数量应能反映该食品的卫生质量和满足检验项目对样品的需要，一式三份，供检验、复验、备查或仲裁，一般散装样品每份不少于 0.5 kg。

②采样容器应根据检验项目选用硬质玻璃瓶或聚乙烯制品。

③液体、半流体饮食品如植物油、鲜乳、酒或其他饮料，如用大桶或大罐盛装，应先充分混匀后再采样。样品应分别盛放在 3 个干净的容器中。

④粮食及固体食品应自每批食品上、中、下 3 层中的不同部位分别采取

部分样品，混合后按四分法对角取样，再进行几次混合，最后取有代表性的样品。

⑤肉类、水产品等食品应按分析项目要求分别采取不同部位的样品或混合后采样。

⑥罐头、瓶装食品或其他小包装食品，应根据批号随机取样，同一批号250 g 以上的包装取样件数不得少于 6 件，250g 以下的包装取样件数不得少于 10 件。

⑦掺伪食品和食物中毒样品的采集，要具有典型性。

⑧检验后的样品保存：一般样品在检验结束后，应保留 1 个月，以备需要时复检，保存时应加封并尽量保持原状。易变质食品不予保留。检验取样一般皆指取可食部分，以所检验的样品计算。

⑨感官不合格产品不必进行理化检验，直接判定为不合格产品。

7. 检验要求

①严格按照标准方法中规定的分析步骤进行检验，对试验中的不安全因素（中毒、爆炸、腐蚀、烧伤等）应有防护措施。

②理化检验实验室应实行分析质量控制。

③检验人员应填写好检验记录。

8. 分析结果的表述

（1）灵敏度的规定

把标准曲线回归方程中的斜率（b）作为方法灵敏度，即单位物质质量的响应值。

（2）检出限

把 3 倍空白值的标准偏差（测定次数 n≥20）相对应的质量或浓度称为检出限。

（3）精密度

同一样品各测定值的符合程度为精密度。

测定：在某一实验室，使用同一操作方法测定同一稳定样品时，允许变化的因素有操作者、时间、试剂、仪器等，测定值之间的相对偏差即为该方法在实验室内的精密度。表示方法如下：

①相对偏差：相对偏差按公式（1-1）进行计算。

$$相对偏差（\%） = \frac{x_i - \bar{x}}{\bar{x}} \quad （1-1）$$

式中　x_i——某一次的测定值；

　　　$\bar{x}$——测定值的平均值。

平行样相对误差按公式（1-2）进行计算。

$$平行样相对误差（\%） = \frac{|x_1 - x_2|}{\dfrac{x_1 - x_2}{2}} \times 100 \quad （1-2）$$

②标准偏差：

a. 算术平均值：多次测定的算术平均值可按式（1-3）计算。

$$\bar{x} = \frac{x_1 + x_2 + x_3 + \cdots + x_n}{n} = \frac{\sum\limits_{i=1}^{n} x_i}{n} \quad （1-3）$$

式中　$\bar{x}$——n 次重复测定结果的算术平均值；

　　　n——重复测定次数；

　　　x_i——n 次测定中第 i 个测定值。

b. 标准偏差：它反映随机误差的大小，用标准差（S）表示，按公式（1-4）进行计算。

$$S = \sqrt{\frac{\sum\limits_{i=1}^{n} (x_i - \bar{x})^2}{n-1}} \quad （1-4）$$

式中　S——标准偏差；

　　　$\bar{x}$——n 次重复测定结果的算术平均值；

　　　n——重复测定次数；

　　　x_i——n 次测定中第 i 个测定值。

c. 相对标准偏差：相对标准偏差按式（1-5）进行计算。

$$RSD = \frac{S}{\bar{x}} \times 100 \quad （1-5）$$

式中　RSD——相对标准偏差；

　　　S——标准差；

　　　$\bar{x}$——n 次重复测定结果的算术平均值。

（4）准确度

测定的平均值与其真值相符的程度。

①测定：某一稳定样品加入不同水平已知量的标准物质（将标准物质的量作为真值）称为加标样品；同时测定样品和加标样品；加标样品扣除样品值后与标准物质的误差即为该方法的准确度。

②用回收率表示方法的准确度。加入的标准物质回收率按式（1-6）进行计算。

$$P = \frac{x_1 - x_0}{m} \times 100\% \qquad (1-6)$$

式中　P——加入的标准物质的回收率；

　　　　m——加入的标准物质的量；

　　　　x_1——加标试样的测定值；

　　　　x_0——未加标试样的测定值。

（5）直线回归方程的计算

在绘制标准曲线时，可用直线回归方程计算，然后根据计算结果绘制标准曲线。用最小二乘法计算直线回归方程的公式见式（1-7）~（1-10）。

$$y = bx + a \qquad (1-7)$$

$$a = \frac{\sum x^2 (\sum y) - (\sum x)(\sum xy)}{n \sum x^2 - (\sum x)^2} \qquad (1-8)$$

$$b = \frac{n \sum xy - (\sum x)(\sum y)}{n \sum x^2 - (\sum x)^2} \qquad (1-9)$$

$$r = \frac{n(\sum xy) - (\sum x)(\sum y)}{\sqrt{[n \sum x^2 - (\sum x)^2][n \sum y^2 - (\sum y)^2]}} \qquad (1-10)$$

式中　x——自变量，为横坐标上的值；

　　　　y——应变量，为纵坐标上的值；

　　　　b——直线的斜率；

　　　　a——直线在 y 轴上的截距；

　　　　n——测定值；

　　　　r——回归直线的相关系数。

一旦求出直线回归方程，也可以不绘制标准曲线，直接用直线回归方程计算出被测物质的含量，计算公式见式（1-11）。

$$x = \frac{y - a}{b} \qquad (1-11)$$

计算举例：在进行某物质含量的测定时，标准曲线管中加入已知量的标准品，所测得的吸光度如表1－2。

表1－2　吸光度

标准曲线管/μg	1.0	2.0	3.0	4.0	5.0	6.0	7.0
吸光度（A）	0.105	0.202	0.296	0.405	0.500	0.598	0.690

经计算，所得直线回归方程为式（1－12）。

$$Y' = 0.09825X' + 0.006429 \quad (1-12)$$

样品管所测的吸光度为0.240，代入公式，可测得式（1－13）。

$$X = \frac{0.240 - 0.006429}{0.09825} = 2.377 \approx 2.38 \ (\mu g) \quad (1-13)$$

即被测样品管中该物质的含量为2.38μg。

（6）有效数字

①有效数字的概念：有效数字是实际上能测得的数字。它不仅表示测得数值的大小，而且表示测量的准确度。在测定值中只保留一位可疑数字，其他各位数字都是确定的。如12.34 mL，不但表示用滴定管测量出的体积大小，而且表示测得的体积准确到小数点后第一位；12.34是保留4位有效数字，最后一位数"4"是可疑数。又如1.2340 g，不但表示用天平称得质量的大小，而且表示称量准确到小数点后第三位，1.2340是保留5位有效数字，最后一位数"0"是可疑的，但这个"0"作为有效数字不能省去。

"0"可以是有效数字，也可以不是有效数字。如果"0"在数字中起定位作用，就不是有效数字；如果起定值作用，则是有效数字。具体地说，0在数字之首，则只起定位作用，不是有效数字。例如，0.12中的"0"就不是有效数字，有效数字只有2位。0在数尾，并在小数点后，是有效数字。例如，0.120中尾数"0"就是有效数字，这个数是保留3位有效数字。如果数字中没有小数点，尾数的0不能说明是否为有效数字。例如，120不能说是保留3位有效数字，因为后面的"0"是起定位作用还是起定值作用含混不清，如果表示3位有效数字，只能写成1.20×10^2。0在数字中间，则要看具体情况而定，如0.012中间的一个"0"不是有效数字，而0.102中间的一个"0"是有效数字。

②运算规则：除有特殊规定外，一般可疑数表示末位有1个单位的误

差。在确定了有效数字应保留的位数后，就要对不必要的位数进行修约。进行复杂运算时，其中间过程多保留一位数字，最后结果必须取应有的位数。加减法计算的结果，其小数点后的保留位数，应与参与运算的各数字中小数点后位数最少的数字相同。乘除法计算的结果，其有效数字保留的位数，应与参与运算的各数字中有效数字位数最少者相同。

③有效数字位数的确定：方法测定中按其仪器准确度确定了有效数字的位数后，先进行运算，运算后的数值再修约。

（7）数字修约规则

在确定了有效数字的位数后，对不必要的位数进行修约时，应按以下"数字修约规则"进行。

①在拟舍弃的数字中，若左边第一个数字小于5（不包括5），则舍弃，即所拟保留的末尾数不变。

例如：将14.2342修约到保留一位小数。

修约前：14.2432，

修约后：14.2。

②在拟舍弃的数字中，若左边第一个数字大于5（不包括5），则进入，即所拟保留末尾数字加一。

例如：将26.4843修约到只保留一位小数。

修约前：26.4843，

修约后：26.5。

③在拟舍弃的数字中，若左边第一个数字等于5，其右边的数字并非全部为零，则进一，即所拟保留的末尾数字加一。

例如：将1.0501修约到只保留一位小数。

修约前：1.0501，

修约后：1.1。

④在拟舍弃的数字中，若左边第一个数字等于5，其右边的数字皆为零，所拟保留的末位数字若为奇数则进一，若为偶数（包括"0"）则不进。

例如：将下列数字修约到只保留一位小数。

修约前：0.3500、0.4500、1.0500，

修约后：0.4、0.4、1.0。

⑤所拟舍弃的数字，若为两位以上数字，不得连续进行多次修约，应根

据所拟舍弃数字中左边第一个数字的大小，按上述规定一次修约得出结果。

例如：将 15.4546 修约成整数，正确的做法是：

修约前：14.4546，

修约后：15。

不正确的做法是：

修约前 15.4546，一次修约：15.455，二次修约：15.46，三次修约：15.5，四次修约（结果）：16。

（8）结果的表述

①报告平行样测定值的算术平均值，并报告计算结果表示到小数点后的位数或有效位数，测定值的有效位数应能满足卫生标准的要求。

②样品测定值的单位应使用法定计量单位。

③如果分析结果在方法的检出限以下，可以用"未检出"表述分析结果，但应注明检出限数值。

复习作业

1. 简述各类食品的采样方法和注意事项？

2. 简述样品分析结果的灵敏度、精密度和准确度的区别？

参考文献

[1] 中华人民共和国卫生部. 食品微生物学检验总则（GB 4789.1—2010）[S]. 北京：中国标准出版社，2010.

[2] 中华人民共和国卫生部. 食品卫生检验方法理化部分（GB/T 5009.1—2003）[S]. 北京：中国标准出版社，2003.

[3] 张彦明主编. 动物性食品卫生学实验指导 [M]. 北京：中国农业出版社，2015.

动物性食品卫生实验室守则

本部分介绍动物性食品卫生实验室守则，主要包括生物性安全和理化安全两部分。动物性食品卫生检验实验课应将生物安全放第一位，因为操作对象大多与动物及其样品或微生物有关。虽然教学实验一般不会使用危及操作者的强致病性微生物，但偶尔某些动物性产品难免会带有病原微生物。其中有些人兽共患病的病原体如炭疽杆菌、布鲁菌、结核杆菌、大肠杆菌、沙门菌等，实验课期间稍有疏忽就可能会对操作者造成感染和伤害，甚至导致病原扩散。学生始终要有这种高度警惕的意识，养成重视自我保护及防止病原扩散的良好习惯。因此，实验室生物安全制度、措施和管理对防止意外事故发生、保障操作者自身安全和环境安全至关重要。我国政府于 2004 年和 2006 年先后颁布并实施了《生物安全管理条例》和《病原微生物实验室生物安全环境管理办法》。为认真贯彻落实这些法规，确保实验课师生人身安全和环境安全万无一失，所有进入实验室的人员必须严格遵守兽医传染病学实验室操作规程，具体注意事项如下：

①学生上实验课前应预习实验目的、有关内容、操作技术和注意事项；提前了解实验中所接触材料的生物学、微生物学和病原学特征，以便在实验过程中有针对性地加以防范。

②进入实验室前应摘除首饰，双手清洁、干爽，修剪指甲，以免刺破实验用手套；长发应束在脑后；禁止在实验室内穿露脚趾的鞋子。进入实验室必须穿戴洁净工作衣帽和手套，用过的工作衣帽必须消毒后方可再次使用。体表裸露部位有损伤者应以防水敷料覆盖，并避免操作危险材料，必要时应涂碘酊或用胶布包扎伤口、戴防护手套。怀疑手套已被污染时应脱掉手套，马上洗净双手，再换一双新手套。不得戴手套离开实验室。

③实验室内不得大声喧哗，禁止会客、吸烟、饮食、化妆、操作隐形眼镜及随地吐痰等，食物、饮品以及餐饮器具不得带入实验室。

④实验课期间务必严肃认真，勿以手指或其他器物接触口、眼、鼻及面部；不得用戴手套的手触摸眼、鼻或身体其他部位的皮肤、黏膜。严禁用口通过吸管吸取液体。操作病理性材料，尤其是危险材料时应严格遵循无菌操作规程，盛放液体的器皿应轻拿轻放，确保液体不外溢、实验材料不掉落。打开的试剂瓶盖不许随意乱放，取过试剂后应立即加封瓶盖。瓶盖混淆、标签不清的试剂不得使用。用过的吸管、滴管、滴头、试剂瓶等应立即丢入专用废物容器内，严禁随处乱放；不得用实验器械、材料和试剂等开玩笑。

⑤实验操作过程中应尽可能减少气溶胶形成，任何可能形成气溶胶的操作都必须在生物安全柜内进行。尽可能少用锐器，尽量使用替代品，包括针头、玻璃器具、手术刀片等。必须使用时，用后应立即放入专用耐扎容器中。当锐器达到容器容量 2/3 时应及时清除。要保持实验台面、地面、各种仪器设备干净、整洁，防止污染。

⑥进行可疑烈性传染病、外来病或新发疫病实验，接触或操作可疑动物及材料时，务必做好个人防护和实验记录，必须穿戴胶靴、围裙、手套、口罩，或佩戴眼罩、眼镜，脱手套后必须洗手、消毒。

⑦若突发意外事故，如危险性实验材料溅出或打翻，病原微生物污染台面、地面、衣服和器械，人体受伤等，应立即报告指导老师，迅速采取正确、有效的紧急处理措施。如手指受污染，立即将手浸入消毒液中 15 min，然后用清水洗干净。衣物受污染要立即就地更换、消毒清洗，可用 5% 石炭酸、10% 福尔马林等浸湿消毒，必要时用碱水煮洗或高压灭菌。皮肤扎伤、污染，应立即用 2% 碘酊棉球擦拭，5 min 后用 75% 乙醇棉球涂擦脱碘。接触过污染材料后，即使戴有手套也应立即洗手。危险材料溅入眼中，应立即用清水或 5% 硼酸溶液冲洗，必要时立即就医。危险性物品吸入口时，应用清水或 5% 硼酸溶液漱口，必要时立即就医。桌面、墙面或地面被污染时，用 5% 石炭酸或 10% 福尔马林或其他适当消毒液浸湿污染面，30 min 后拭去洗净。同时，此类事故还应以书面材料形式存档。

⑧爱惜实验室公共财物，特别是对精密仪器一定要按照教师指导的方法和步骤进行操作，不可粗心大意，以免损坏。所有实验操作应在老师指导下进行，听从老师安排，遵守操作规程。对操作方法不清楚时应及时请教老师，不可潦草应付或盲目动手。实验时应做好记录，特别是实验内容、方法及结果应详细记录，并认真、按时完成作业。

⑨实验课结束，必须洗手、消毒后方可离去。值日生需按要求及时、安全地处理各种废弃物，如使用过的微生物、培养基、一次性消耗品、废液、检测样品、动物或其组织器官等，防止腐败、变质或造成污染。对污染的废弃物，一般应根据其危害性分别采取物理消毒、化学消毒或生物消毒等不同措施进行无害化处理，以防污染。及时清洗、处理可重复使用的未污染器械、器具和物品，以便工作人员及时包装、消毒后备用，被污染的则应先行消毒再洗涤。检查所有仪器设备是否完好无损、正确归位。实验室卫生打扫完毕，用75%的乙醇消毒实验台面，保持实验室整洁、干净。值日生必须洗手、消毒，并检查水、电、门窗，切断电源、关好水源后，方可离开实验室。

动物性食品中细菌菌落总数的测定

🔬 实验目的

食品卫生指标菌的测定是通过对食品中菌落总数测定，大肠杆菌测定、肠球菌测定、食源性致病菌检验及霉菌和酵母菌数的测定等，来帮助判定食品的卫生状况，新鲜程度和食品的安全程度。

📋 内容及方法

一、检验程序

菌落总数的检验程序如图 3-1 所示。

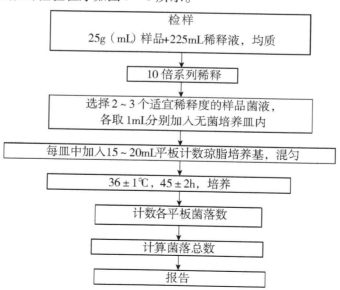

图 3-1 菌落总数的检验程序

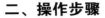

二、操作步骤

1. 样品的稀释

固体和半固体样品：称取 25g 样品置于盛有 225mL 磷酸盐缓冲液或生理盐水的无菌均质杯内，8000～10000r/min 均质 1～2min，或放入盛有 225mL 稀释液的无菌均质袋中，用拍击式均质器拍打 1～2min，制成 1∶10 的样品匀液。

液体样品：以无菌吸管吸取 25mL 样品置于盛有 225mL 磷酸盐缓冲液或生理盐水的无菌锥形瓶（瓶内预置适当数量的无菌玻璃珠）中，充分混匀，制成 1∶10 的样品匀液。

用 1mL 无菌吸管或微量移液器吸取 1∶10 样品匀液 1mL，沿管壁缓慢注于盛有 9mL 稀释液的无菌试管中（注意吸管或吸头尖端不要触及稀释液面），振摇试管或换用 1 支无菌吸管反复吹打使其混合均匀，制成 1∶100 的样品匀液。制备 10 倍系列稀释样品匀液。每递增稀释一次，换用 1 次 1mL 无菌吸管或吸头。

根据对样品污染状况的估计，选择 2～3 个适宜稀释度的样品匀液（液体样品可包括原液），在进行 10 倍递增稀释时，吸取 1mL 样品匀液于无菌平皿内，每个稀释度做两个平皿。同时，分别吸取 1mL 空白稀释液加入两个无菌平皿，内作空白对照。

及时将 15～20mL 冷却至 46℃ 的平板计数琼脂培养基（可放置于 46℃ ± 1℃ 恒温水浴箱中保温）倾注平皿，使其混合均匀。

2. 培养

待琼脂凝固后，将平板翻转，36℃ ±1℃ 培养 48h ± 2h（水产品 30℃ ±1℃ 培养 72h ± 3h）。如果样品中可能含有在琼脂培养基表面弥漫生长的菌落时，可在凝固后的琼脂表面覆盖一薄层琼脂培养基（约 4mL），凝固后翻转平板，进行培养。

3. 菌落计数

可用肉眼观察，必要时用放大镜或菌落计数器，记录稀释倍数和相应的菌落数量。菌落计数以菌落形成单位（CFU）表示。

选取菌落数 30～300CFU、无蔓延菌落生长的平板计数菌落总数。低于 30CFU 的平板记录具体菌落数，大于 300CFU 的可记录为多不可计。每个稀释度的菌落数应采用两个平板的平均数。

其中一个平板有较大片状菌落生长时，则不宜采用，而应以无片状菌落生长的平板作为该稀释度的菌落数；若片状菌落不到平板的一半，而其余一半中菌落分布又很均匀，即可计算半个平板后乘以 2，代表一个平板菌落数。

当平板上出现菌落间无明显界线的链状生长时，则将每条单链作为一个菌落计数。

4. 结果与报告

（1）菌落总数的计算方法

若只有一个稀释度平板上的菌落数在适宜计数范围内，计算两个平板菌落数的平均值，再将平均值乘以相应稀释倍数，作为每 g（mL）样品中菌落总数结果。

若有两个连续稀释度的平板菌落数在适宜计数范围内时，按公式计算：

$$N = \frac{\sum C}{(n_1 + 0.1n_2)\,d} \qquad (3-1)$$

式中　N——样品中菌落数；

　　　$\sum C$——平板（含适宜范围菌落数的平板）菌落数之和；

　　　n_1——第一稀释度（低稀释倍数）平板个数；

　　　n_2——第二稀释度（高稀释倍数）平板个数；

　　　d——稀释因子（第一稀释度）。

示例：

稀释度	1∶100（第一稀释度）	1∶1000（第二稀释度）
菌落数（CFU）	232，244	33，35

$$N = \frac{\sum C}{(n_1 + 0.1n_2)\,d} = \frac{232 + 244 + 33 + 35}{(2 + 0.1 \times 2) \times 10^{-2}} = \frac{544}{0.022} = 24727$$

上述数据数字修约后，表示为 25000 或 2.5×10^4。

若所有稀释度的平板上菌落数均大于 300CFU，则对稀释度最高的平板进行计数，其他平板可记录为多不可计，结果按平均菌落数乘以最高稀释倍数计算。

若所有稀释度的平板菌落数均小于 30CFU，则应按稀释度最低的平均菌落数乘以稀释倍数计算。

若所有稀释度（包括液体样品原液）平板均无菌落生长，则以小于 1 乘以最低稀释倍数计算。

　　若所有稀释度的平板菌落数均不在 30～300CFU 之间，其中一部分小于 30CFU 或大于 300CFU 时，则以最接近 30CFU 的平均菌落数乘以稀释倍数计算。

　　（2）菌落总数的报告

　　菌落数小于 100CFU 时，按"四舍五入"原则修约，以整数报告。

　　菌落数大于或等于 100CFU 时，第 3 位数字采用"四舍五入"原则修约，采用两位有效数字。

　　若所有平板上为蔓延菌落而无法计数，则报告菌落蔓延。

📖 复习作业

　　1. 试测定牦牛肉干中的细菌菌落总数？

　　2. 简述动物性食品中细菌菌落总数的测定方法？

　　3. 若某个平板有较大片状菌落生长，该如何计算菌落数？

　　4. 如何记录所有稀释度平板上的菌落数？

参考文献

［1］魏明奎．食品微生物检验技术［M］．北京：化学工业出版社，2008：8.

［2］中华人民共和国卫生部．GB/T 4789.2—2010 食品卫生微生物检验菌落总数测定［S］．北京：中国标准出版社，2010.

［3］李二卫．食品卫生微生物学检验菌落总数测定方法的探讨［J］．中国卫生检验杂志，2010（08）：1940—1941.

动物性食品中大肠菌群的测定

🔬 实验目的

大肠菌群系指一群能发酵乳糖、产酸、产气、需氧和兼性厌氧的革兰阴性无芽孢杆菌。该菌群主要来源于人畜粪便，故以此作为粪便污染指标来评价动物性食品的卫生质量，推断食品是否有污染肠道致病菌的可能。

🔬 内容及方法

大肠菌群不是细菌学上的分类命名，而是根据卫生学方面的要求提出来的一组与粪便污染有关的细菌，这些细菌在生化及血清学方面并非完全一致。

食品中大肠菌群数系以每100mL（g）检样内大肠菌群最可能数（MPN）表示。

一、设备和材料

冰箱：0～4℃。恒温培养箱：36℃±1℃。恒温水浴锅：46℃±1℃。显微镜：10×～100×。均质器或灭菌乳钵。架盘药物天平：0～500g，精确至0.5g。灭菌吸管：1mL（具0.01mL刻度）、10mL（具0.1mL刻度）。灭菌锥形瓶：500mL。灭菌玻璃珠：直径为5mm。灭菌培养皿：直径90mm。灭菌试管：16mm×160mm。灭菌刀、剪子、镊子等。

二、培养基和试剂

①乳糖胆盐发酵管：按GB/T 4789.28—2003中4.9规定配制。
②伊红美蓝琼脂平板：按GB/T 4789.28—2003中4.25规定配制。

③乳糖发酵管：按 GB/T 4789.28—2003 中 4.10 规定配制。

④EC 肉汤：按 GB/T 4789.28—2003 中 4.11 规定配制。

⑤磷酸盐缓冲液：按 GB/T 4789.28—2003 中 3.22 规定配制。

⑥0.85% 灭菌生理盐水。

⑦革兰染色液：按 GB/T 4789.28—2003 中 2.2 规定配制。

三、检验程序

大肠菌群检验程序见图 4-1。

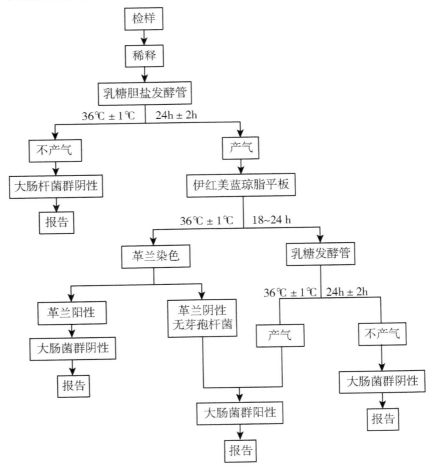

图 4-1　大肠菌群检验程序

四、操作步骤

1. 检样稀释

①以无菌操作将检样 25mL（g）放入含有 225mL 灭菌生理盐水或其他稀释液的灭菌玻璃瓶内（瓶内预置适当数量的玻璃珠）或灭菌乳钵内，经充分振摇或研磨做成 1∶10 的均匀稀释液。固体检样最好用均质器，以 8000～10000r/min 的速度处理 1min，做成 1∶10 的均匀稀释液。

②用 1mL 灭菌吸管吸取 1∶10 稀释液 1mL，注入含有 9mL 灭菌生理盐水或其他稀释液的试管内，振摇试管混匀，做成 1∶100 的稀释液。

③另取 1mL 灭菌吸管，按上条操作依次做 10 倍递增稀释液，每递增稀释一次，换用 1 支 1mL 灭菌吸管。

④根据食品卫生标准要求或对检样污染情况的估计，选择 3 个稀释度，每个稀释度接种 3 管。

2. 乳糖发酵试验

将待检试样接种于乳糖胆盐发酵管内，接种量在 1mL 以上者，用双料乳糖胆盐发酵管；1mL 及 1mL 以下者，用单料乳糖胆盐发酵管。每一稀释度接种 3 管，置 36℃ ±1℃ 恒温箱内，培养 24h ± 2h，如所有乳糖胆盐发酵管都不产气，则可报告为大肠菌群阴性，如有产气者，则按下列程序进行。

3. 分离培养

将产气的发酵管分别转种在伊红美蓝琼脂平板上，置 36℃ ±1℃ 恒温箱内，培养 18h～24h，然后取出，观察菌落形态，并做革兰染色和证实试验。

4. 证实试验

在上述平板上，挑取可疑大肠菌群菌落 1～2 个进行革兰染色，同时接种乳糖发酵管，置 36℃ ±1℃ 恒温箱内培养 24h ± 2h，观察产气情况。凡乳糖管产气、革兰染色为阴性的无芽孢杆菌，即可报告为大肠菌群阳性。

5. 报告

根据证实为大肠菌群阳性的管数，查 MPN 检索表（表 4 - 1），报告每 100mL（g）检样的大肠菌群的最可能数。

表 4－1　大肠菌群最可能数（MPN）检索表

阳性管数			MPN/100mL（g）	95% 可信限	
1mL（g）×3	0.1mL（g）×3	0.01mL（g）×3		下限	上限
0	0	0	＜30		
0	0	1	30	＜5	90
0	0	2	60		
0	0	3	90		
0	1	0	30	＜5	130
0	1	1	60		
0	1	2	90		
0	1	3	120		
0	2	0	60		
0	2	1	90		
0	2	2	120		
0	2	3	150		
0	3	0	90		
0	3	1	130		
0	3	2	160		
0	3	3	190		
1	0	0	40	＜5	200
1	0	1	70	10	210
1	0	2	110		
1	0	3	150		
1	1	0	70	10	230
1	1	1	110	30	360
1	1	2	150		
1	1	3	190		
1	2	0	110	30	360
1	2	1	150		
1	2	2	200		
1	2	3	240		
1	3	0	160		
1	3	1	200		
1	3	2	240		
1	3	3	290		
2	0	0	90	10	360
2	0	1	140	30	370
2	0	2	200		
2	0	3	260		

（续表）

阳性管数			MPN/100mL（g）	95%可信限	
1mL（g）×3	0.1mL（g）×3	0.01mL（g）×3		下限	上限
2	1	0	150	30	440
2	1	1	200	70	890
2	1	2	270		
2	1	3	340		
2	2	0	210	40	470
2	2	1	280	100	1 500
2	2	2	350		
2	2	3	420		
2	3	0	290		
2	3	1	360		
2	3	2	440		
2	3	3	530		
3	0	0	230	40	1 200
3	0	1	390	70	1 300
3	0	2	640	150	3 800
3	0	3	950		
3	1	0	430	70	2 100
3	1	1	750	140	2 300
3	1	2	1 200	300	3 800
3	1	3	1 600		
3	2	0	930	150	3 800
3	2	1	1 500	300	4 400
3	2	2	2 100	350	4 700
3	2	3	2 900		
3	3	0	2 400	360	1 300
3	3	1	4 600	710	2 400
3	3	2	11 000	1 500	4 800
3	3	3	≥24 000		

注：①本表采用3个稀释度［1mL（g）、0.1mL（g）、0.01mL（g）］，每稀释度3管。②表内所列检样量如改用10mL（g）、1mL（g）、0.1mL（g）时，表内数字应相应降低到1/10；如改用0.1mL（g）、0.01mL（g）、0.001mL（g）时，则表内数字应相应增加10倍。其余可类推。

说明：在MPN检索表第一栏阳性管数下面列出的mL（g），系指原试样（包括液体和固体）的毫升（克）数，并非试样稀释后的毫升（克）数。对固体试样更应注意，如固体试样的稀释度为1∶10，虽加入1mL量，但实际其中只含有0.1g试样，故应按0.1g计，不应按1mL计。

【附】培养基和试剂

1. 乳糖胆盐发酵管（GB/T 4789.28—2003 中 4.9）

［成分］蛋白胨 20g，猪胆盐（或牛、羊胆盐）5g，乳糖 10g，0.04% 溴甲酚紫水溶液 25mL，蒸馏水 1000mL，pH7.4。

［制法］将蛋白胨、胆盐及乳糖溶于水中，校正 pH，加入指示剂，分装每管 10mL，并放入一个小导管，115℃高压灭菌 15min。

双料乳糖胆盐发酵培养基除蒸馏水外，其他成分加倍。

［用途］乳糖发酵试验用。

［原理］细菌分解糖类是依靠细胞所产生的各种酶类的作用，细菌产生的分解糖类的酶，随细菌种类不同而异，可以此来鉴别细菌。乳糖是双糖，细菌分解双糖的酶大多是胞外酶。乳糖被乳糖酶水解成葡萄糖和半乳糖，葡萄糖可直接被细菌利用，而半乳糖则需在细胞内转化为葡萄糖后再被利用。大肠杆菌等细菌在酸性环境中，由于甲酸脱氢酶的作用，可使甲酸分解成 CO_2 和 H_2，在培养基中产生大量气体，进入导管中，以便观察。

2. 伊红美蓝琼脂（EMB）（GB/T 4789.28—2003 中 4.25）

［成分］蛋白胨 10g，乳糖 10g，磷酸氢二钾 2g，琼脂 17g，2% 伊红溶液 20mL，0.65% 美蓝溶液 10mL，蒸馏水 1000mL，pH7.1。

［制法］将蛋白胨、磷酸盐和琼脂溶解于蒸馏水中，校正 pH，分装于烧瓶内，121℃高压灭菌 15min 备用。临用时加入乳糖，并加热溶化琼脂，冷至 50～55℃，加入伊红和美蓝溶液，摇匀，倾注平板。

［原理］大肠菌群细菌发酵乳糖产酸，使伊红与美蓝结合而成黑色化合物，故菌落呈黑紫色，有时还可产生金属光泽。黑色程度和光泽产生情况与伊红、美蓝两者比例有关。不发酵乳糖的细菌（如沙门菌、志贺菌）则为无色菌落。

3. 乳糖发酵管（GB/T 4789.28—2003 中 4.10）

［成分］蛋白胨 20g，乳糖 10g，0.04% 溴甲酚紫水溶液 25mL，蒸馏水 1000mL，pH = 7.4。

［制法］将蛋白胨及乳糖溶于水中，校正 pH，加入指示剂，按检验要求分装 30mL、10mL 或 3mL，并放入一个小导管，115℃高压灭菌 15min。

双料乳糖发酵管除蒸馏水外，其他成分加倍。30mL 和 10mL 乳糖发酵管专供酱油类检验用，3mL 乳糖发酵管供大肠菌群证实试验用。

4. EC 肉汤（GB/T 4789.28—2003 中 4.11）

［成分］胰蛋白胨 20g，3 号胆盐（或混合胆盐）1.5g，乳糖 5g，磷酸氢二钾 4g，磷酸二氢钾 1.5g，氯化钠 5g，蒸馏水 1000mL。

［制法］按上述成分混合，溶解后分装到有发酵导管的试管中，121℃高压灭菌 15min，最终 pH 为 6.9 ±0.2。

5. 磷酸盐缓冲液（GB/T 4789.28—2003 中 3.22）

见菌落总数的测定中磷酸盐缓冲液的配制方法。

6. 革兰染色液（GB/T 4789.28—2003 中 2.2）

①结晶紫染色液：结晶紫 1g，95% 乙醇 20mL，1% 草酸铵水溶液 80mL。

将结晶紫溶于乙醇中，然后与草酸铵溶液混合。

②革兰碘液：碘 1g，碘化钾 2g，蒸馏水 300mL。

将碘与碘化钾先进行混合，加入蒸馏水少许，充分震荡，待完全溶解后，再加入蒸馏水至 300mL。

③沙黄复染液：沙黄 0.25g，95% 乙醇 10mL，蒸馏水 90mL。

将沙黄溶于乙醇中，然后再用蒸馏水稀释。

复习作业

1. 简要阐述大肠菌群测定的步骤。

2. 简述伊红美蓝琼脂培养基的制法、原理以及用途。

3. 测定过程中所用到的培养基有哪些，各有什么作用？

参考文献

［1］郝江燕，胡文忠，冯叙桥，等. 食品中大肠杆菌生物检测方法的研究进展［J］. 食品工业科技，2013，34（15）：370 – 375.

［2］李子江，邓铁娥，蒋受坤. 食品中大肠菌群两种测定方法的比较［J］. 疾病监测与控制，2012，6（8）：491 – 492.

［3］曹文博. 食品微生物能力验证样品的研制与监测［D］. 大连：大连工业大学，2015.

动物性食品沙门菌的检验

实验目的

　　沙门菌菌型繁多，分布广泛，约有 2000 多个血清型和变种，我国已发现超过 120 种血清型。沙门菌属细菌，绝大多数对人和动物有致病性，是一种常见的重要人畜共患病原菌，能引起人和动物的败血症、胃肠炎，甚至流产，并能引起人类食物中毒。沙门菌引起的食物中毒病例在食物中毒中位于前列，世界各地的食物中毒病例中，英国、中国沙门菌食物中毒病例居首位，美国沙门菌食物中毒病例居次位。

内容及方法

　　沙门菌属肠杆菌科，为革兰染色阴性杆菌，绝大多数有菌毛并能运动，广泛存在于自然界，在 7～45℃ 的温度条件下均可生长，最适宜生长温度为 35～37℃，对高温、太阳光直接照射、常用消毒药均敏感，60℃、15min 可将其杀灭。

　　沙门菌的检验在食品卫生和畜牧肉品质量安全中有着重要意义。目前，我国对食品中沙门菌检测最常用的方法为国标法 GB 4789.4—2010。

一、设备和材料

　　除微生物实验室常规灭菌及培养设备外，其他设备和材料如下：

　　冰箱：2℃～5℃。恒温培养箱：36℃±1℃，42℃±1℃。均质器。振荡器。电子天平：感量 0.1g。无菌锥形瓶：容量 500mL，250mL。无菌吸管：1mL（具 0.01mL 刻度）、10mL（具 0.1mL 刻度）或微量移液器及吸头。无菌培养皿：直径 90mm。无菌试管：3mm×50mm、10mm×75mm。无菌毛细管。pH 计或 pH 比色管或精密 pH 试纸。全自动微生物生化检定系统。

二、培养基和试剂

1. 缓冲蛋白胨水（BPW）

（1）成分

蛋白胨 10.0g，氯化钠 5.0g，磷酸氢二钠（含 12 个结晶水）9.0g，磷酸二氢钾 1.5g，蒸馏水 1000mL，pH 7.2±0.2。

（2）制法

将各成分加入蒸馏水中，搅拌均匀，静置约 10min，煮沸溶解，调节 pH，高压灭菌 121℃，15min。

2. 四硫磺酸钠煌绿（TTB）增菌液

（1）基础液

蛋白胨 10.0g，牛肉膏 5.0g，氯化钠 3.0g，碳酸钙 45.0g，蒸馏水 1000mL，pH 7.0±0.2。

除碳酸钙外，将各成分加入蒸馏水中，煮沸溶解，再加入碳酸钙，调节 pH，高压灭菌 121℃，20min。

（2）硫代硫酸钠溶液

硫代硫酸钠（含 5 个结晶水）50.0g，用蒸馏水加至 100mL，高压灭菌 121℃，20min。

（3）碘溶液

碘片 20.0g，碘化钾 25.0g，用蒸馏水加至 100mL。

将碘化钾充分溶解于少量的蒸馏水中，再投入碘片，振摇玻瓶至碘片全部溶解为止，然后加蒸馏水至规定的总量，贮存于棕色瓶内，塞紧瓶盖备用。

（4）0.5% 煌绿水溶液

煌绿 0.5g，蒸馏水 100mL。

加热煮沸至完全溶解，高压灭菌 121℃，20min。

（5）牛胆盐溶液

牛胆盐 10.0g，蒸馏水 100mL。

加热煮沸至完全溶解，高压灭菌 121℃，20min。

（6）制法

基础液 900mL，硫代硫酸钠溶液 100mL，碘溶液 20.0mL，煌绿水溶液

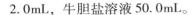

2.0mL，牛胆盐溶液 50.0mL。

临用前，按上列顺序将溶液（2）～（5）以无菌操作依次加入基础液中，每加入一种成分，均应摇匀后再加入另一种成分。

3. 亚硒酸盐胱氨酸（SC）增菌液

（1）成分

蛋白胨 5.0g，乳糖 4.0g，磷酸氢二钠 10.0g，亚硒酸氢钠 4.0g，L-胱氨酸 0.1g，蒸馏水 1000mL，pH 7.0 ±0.2。

（2）制法

除亚硒酸氢钠和 L-胱氨酸外，将各成分加入蒸馏水中，煮沸溶解，冷至 55℃ 以下，以无菌操作加入亚硒酸氢钠和 1g/L L-胱氨酸溶液 10mL（称取 0.1g L-胱氨酸，加 1mol/L 氢氧化钠溶液 15mL，使溶解，再加无菌蒸馏水至 100mL 即成，如为 DL-胱氨酸，用量应加倍）。摇匀，调节 pH。

4. 亚硫酸铋（BS）琼脂

（1）成分

蛋白胨 10.0g，牛肉膏 5.0g，葡萄糖 5.0g，硫酸亚铁 0.3g，磷酸氢二钠 4.0g，煌绿 0.025g 或 5.0g/L 水溶液 5.0mL，柠檬酸铋铵 2.0g，亚硫酸钠 6.0g，琼脂 18.0～20g，蒸馏水 1000mL，pH 7.5 ±0.2。

（2）制法

将前三种成分加入 300mL 蒸馏水（制作基础液），硫酸亚铁和磷酸氢二钠分别加入 20mL 和 30mL 蒸馏水中，柠檬酸铋铵和亚硫酸钠分别加入 20mL 和 30mL 蒸馏水中，琼脂加入 600mL 蒸馏水中。然后分别搅拌均匀，煮沸溶解。冷至 80℃ 左右时，先将硫酸亚铁和磷酸氢二钠混匀，倒入基础液中，混匀。将柠檬酸铋铵和亚硫酸钠混匀，倒入基础液中，再混匀。调节 pH，随即倾入琼脂液中，混合均匀，冷至 50～55℃。加入煌绿溶液，充分混匀后立即倾注平皿。

注：本培养基不需要高压灭菌，在制作过程中不宜过分加热，避免降低其选择性，贮于室温暗处，超过 48h 会降低其选择性，本培养基宜于当天制备，第二天使用。

5. HE 琼脂

（1）成分

蛋白胨 12.0g，牛肉膏 3.0g，乳糖 12.0g，蔗糖 12.0g，水杨素 2.0g，胆盐 20.0g，氯化钠 5.0g，琼脂 18.0～20.0g，蒸馏水 1000mL，0.4% 溴麝香草

酚蓝溶液 16.0mL，Andrade 指示剂 20.0mL，甲液 20.0mL，乙液 20.0mL，pH 7.5 ±0.2。

（2）制法

将前面七种成分溶解于 400mL 蒸馏水内作为基础液；将琼脂加入 600mL 蒸馏水内。然后分别搅拌均匀，煮沸溶解。加入甲液和乙液于基础液内，调节 pH。再加入指示剂，并与琼脂液合并，待冷至 50～55℃倾注平皿。

注：本培养基不需要高压灭菌，在制作过程中不宜过分加热，避免降低其选择性。

甲液的配制：

硫代硫酸钠 34.0g，柠檬酸铁铵 4.0g，蒸馏水 100mL。

乙液的配制：

去氧胆酸钠 10.0g，蒸馏水 100mL。

Andrade 指示剂配制：

酸性复红 0.5g，1mol/L 氢氧化钠溶液 16.0mL，蒸馏水 100mL。

将复红溶解于蒸馏水中，加入氢氧化钠溶液。数小时后如复红褪色不全，再加氢氧化钠溶液 1～2mL。

6. 木糖赖氨酸脱氧胆盐（XLD）琼脂

（1）成分

酵母膏 3.0g，L－赖氨酸 5.0g，木糖 3.75g，乳糖 7.5g，蔗糖 7.5g，去氧胆酸钠 2.5g，柠檬酸铁铵 0.8g，硫代硫酸钠 6.8g，氯化钠 5.0g，琼脂 15.0g，酚红 0.08g，蒸馏水 1000mL，pH 7.4 ±0.2。

（2）制法

除酚红和琼脂外，将其他成分加入 400mL 蒸馏水中，煮沸溶解，调节 pH。另将琼脂加入 600mL 蒸馏水中，煮沸溶解。将上述两溶液混合均匀后，再加入指示剂，待冷至 50～55℃倾注平皿。

注：本培养基不需要高压灭菌，在制作过程中不宜过分加热，避免降低其选择性，贮于室温、暗处保存。本培养基宜于当天制备，第二天使用。

7. 沙门菌属显色培养基

8. 三糖铁（TSI）琼脂

（1）成分

蛋白胨 20.0g，牛肉膏 5.0g，乳糖 10.0g，蔗糖 10.0g，葡萄糖 1.0g，硫

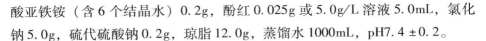

酸亚铁铵（含6个结晶水）0.2g，酚红0.025g或5.0g/L溶液5.0mL，氯化钠5.0g，硫代硫酸钠0.2g，琼脂12.0g，蒸馏水1000mL，pH7.4±0.2。

（2）制法

除酚红和琼脂外，将其他成分加入400mL蒸馏水中，煮沸溶解，调节pH。另将琼脂加入600mL蒸馏水中，煮沸溶解。将上述两溶液混合均匀后，再加入指示剂，混匀，分装试管，每管约2~4mL，高压灭菌121℃，10min或115℃，15min，灭菌后置成高层斜面，呈橘红色。

9. 蛋白胨水、靛基质试剂

（1）蛋白胨水

蛋白胨（或胰蛋白胨）20.0g，氯化钠5.0g，蒸馏水1000mL，pH 7.4±0.2。

将上述成分加入蒸馏水中，煮沸溶解，调节pH，分装小试管，121℃高压灭菌15min。

（2）靛基质试剂

a. 柯凡克试剂：将5g对二甲氨基苯甲醛溶解于75mL戊醇中，然后缓慢加入浓盐酸25mL。

b. 欧－波试剂：将1g对二甲氨基苯甲醛溶解于95mL95%乙醇内，然后缓慢加入浓盐酸20mL。

（3）试验方法

挑取小量培养物接种，在36℃±1℃培养1~2d，必要时可培养4~5d。加入柯凡克试剂约0.5mL，轻摇试管，阳性者于试剂层呈深红色；或加入欧－波试剂约0.5mL，沿管壁流下，覆盖于培养液表面，阳性者于液面接触处呈玫瑰红色。

注：蛋白胨中应含有丰富的色氨酸。每批蛋白胨买来后，应先用已知菌种鉴定后方可使用。

10. 尿素琼脂（pH=7.2）

（1）成分

蛋白胨1.0g，氯化钠5.0g，葡萄糖1.0g，磷酸二氢钾2.0g，0.4%酚红3.0mL，琼脂20.0g，蒸馏水1000mL，20%尿素溶液100mL，pH 7.2±0.2。

（2）制法

除尿素、琼脂和酚红外，将其他成分加入400mL蒸馏水中，煮沸溶解，调节pH。另将琼脂加入600mL蒸馏水中，煮沸溶解。将上述两溶液混合均匀后，再加入指示剂后分装，121℃高压灭菌 15min。冷至 50～55℃，加入经除菌过滤的尿素溶液。尿素的最终浓度为 2%。分装于无菌试管内，放成斜面备用。

（3）试验方法

挑取琼脂培养物接种，在 36℃±1℃ 培养 24h，观察结果。尿素酶阳性者由于产碱而使培养基变为红色。

11. 氰化钾（KCN）培养基

（1）成分

蛋白胨 10.0g，氯化钠 5.0g，磷酸二氢钾 0.225g，磷酸氢二钠 5.64g，蒸馏水 1000mL，0.5%氰化钾 20.0mL。

（2）制法

将除氰化钾以外的成分加入蒸馏水中，煮沸溶解，分装后 121℃高压灭菌 15min。放在冰箱内使其充分冷却。每 100mL 培养基加入 0.5%氰化钾溶液 2.0mL（最后浓度为 1:10000），分装于无菌试管内，每管约 4mL，立刻塞入无菌橡皮塞，放在 4℃冰箱内，至少可保存两个月。同时，将不加氰化钾的培养基作为对照培养基，分装试管备用。

（3）试验方法

将琼脂培养物接种于蛋白胨水内制成稀释菌液，挑取 1 环接种于氰化钾（KCN）培养基上，并另挑取 1 环接种于对照培养基，在 36℃±1℃下培养 1～2d，观察结果。如有细菌生长即为阳性（不抑制），经 2d 细菌不生长为阴性（抑制）。

注：氰化钾是剧毒药，使用时应小心，切勿沾染，以免中毒。夏天分装培养基应在冰箱内进行。试验失败的主要原因是封口不严，氰化钾逐渐分解，产生氢氰酸气体逸出，以致药物浓度降低，细菌生长，因而造成结果假阳性，试验时对每一环节都要特别注意。

12. 赖氨酸脱羧酶试验培养基

（1）成分

蛋白胨 5.0g，酵母浸膏 3.0g，葡萄糖 1.0g，蒸馏水 1000mL，1.6%溴甲酚紫–乙醇溶液 1.0mL，L–赖氨酸或 DL–赖氨酸 0.5g/100mL 或 1.0g/100mL，pH 6.8±0.2。

（2）制法

除赖氨酸以外的成分加热溶解后分装，每瓶 100mL，分别加入赖氨酸。L－赖氨酸按 0.5% 加入，DL－赖氨酸按 1% 加入。调节 pH。对照培养基不加赖氨酸。分装于无菌的小试管内，每管 0.5mL，上面滴加一层液体石蜡，115℃ 高压灭菌 10min。

（3）试验方法

从琼脂斜面上挑取培养物接种，于 36℃ ±1℃ 培养 18～24h，观察结果。氨基酸脱羧酶阳性者由于产碱，培养基应呈紫色。阴性者无碱性产物，但因产酸而使培养基变为黄色，对照管应为黄色。

13. 糖发酵管

（1）成分

牛肉膏 5.0g，蛋白胨 10.0g，氯化钠 3.0g，磷酸氢二钠（含 12 个结晶水）2.0g，0.2% 溴麝香草酚蓝溶液 12.0mL，蒸馏水 1000mL，pH 7.4 ±0.2。

（2）制法

① 葡萄糖发酵管按上述成分配好后，调节 pH。按 0.5% 加入葡萄糖，分装于有一个倒置小管的小试管内，121℃ 高压灭菌 15min。

② 其他各种糖发酵管可按上述成分配好后分装，每瓶 100mL，121℃ 高压灭菌 15min。另将各种糖类分别配成 10% 溶液，同时高压灭菌。将 5mL 糖溶液加入 100mL 培养基内，以无菌操作分装小试管。

注：蔗糖不纯，加热后会自行水解的，应采用过滤法除菌。

（3）试验方法

从琼脂斜面上挑取小量培养物接种，于 36℃ ±1℃ 培养，一般 2～3d，迟缓反应需观察 14～30d。

14. 邻硝基酚 β－D 半乳糖苷（ONPG）培养基

（1）成分

邻硝基酚 β－D 半乳糖苷（ONPG）60.0mg，0.01mol/L 磷酸钠缓冲液（pH7.5）10.0mL，1% 蛋白胨水（pH7.5）30.0mL。

（2）制法

将 ONPG 溶于缓冲液内，加入蛋白胨水，以过滤法除菌，分装于无菌的小试管内，每管 0.5mL，用橡皮塞塞紧。

（3）试验方法

自琼脂斜面上挑取培养物 1 满环接种，于 36℃ ±1℃ 培养 1～3h 和 24h 观察结果。如果 β - 半乳糖苷酶产生，则于 1～3h 变黄色，如无此酶则 24h 不变色。

15. 半固体琼脂

（1）成分

牛肉膏 0.3g，蛋白胨 1.0g，氯化钠 0.5g，琼脂 0.35～0.4g，蒸馏水 100mL，pH 7.4 ±0.2。

（2）制法

将以上成分配好，煮沸溶解，调节 pH，分装小试管，121℃高压灭菌 15min，直立凝固备用。

注：供动力观察、菌种保存、H 抗原位相变异试验等用。

16. 丙二酸钠培养基

（1）成分

酵母浸膏 1.0g，硫酸铵 2.0g，磷酸氢二钾 0.6g，磷酸二氢钾 0.4g，氯化钠 2.0g，丙二酸钠 3.0g，0.2% 溴麝香草酚蓝溶液 12.0mL，蒸馏水 1000mL，pH 6.8 ±0.2。

（2）制法

除指示剂以外的成分溶解于水，调节 pH，再加入指示剂，分装试管，121℃高压灭菌 15min。

（3）试验方法

用新鲜的琼脂培养物接种，于 36℃ ±1℃ 培养 48h，观察结果。阳性者由绿色变为蓝色。

17. 沙门菌 O 和 H 诊断血清

18. 生化鉴定试剂盒

三、操作方法

1. 前增菌

称取 25g（mL）样品放入盛有 225mL BPW 的无菌均质杯中，以 8000～10000r/min 均质 1～2min，或置于盛有 225mL BPW 的无菌均质袋中，用拍击式均质器拍打 1～2min。若样品为液态，不需要均质，振荡混匀。如需测定 pH，

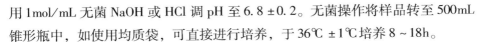

用 1mol/mL 无菌 NaOH 或 HCl 调 pH 至 6.8 ±0.2。无菌操作将样品转至 500mL 锥形瓶中，如使用均质袋，可直接进行培养，于 36℃ ±1℃ 培养 8 ~18h。

如为冷冻产品，应在 45℃ 以下不超过 15min，或 2 ~5℃ 不超过 18h 解冻。

2. 增菌

轻轻摇动培养过的样品混合物，移取 1mL 转种于 10mL TTB 内，于 42℃ ±1℃ 培养 18 ~ 24h。同时，另取 1mL，转种于 10mL SC 内，于 36℃ ±1℃ 培养18 ~ 24h。

3. 分离

分别用接种环取增菌液 1 环，划线接种于一个 BS 琼脂平板和一个 XLD 琼脂平板（或 HE 琼脂平板或沙门菌属显色培养基平板）。于 36℃ ±1℃ 培养 18 ~ 24h（XLD 琼脂平板、HE 琼脂平板、沙门菌属显色培养基平板）或 40 ~ 48h（BS 琼脂平板），观察各个平板上生长的菌落，各个平板上的菌落特征见表 5 – 1。

表 5 – 1　沙门菌属在不同选择性琼脂平板上的菌落特征

选择性琼脂平板	沙门菌
BS 琼脂	菌落为黑色有金属光泽、棕褐色或灰色，菌落周围培养基可呈黑色或棕色；有些菌株形成灰绿色的菌落，周围培养基不变。
HE 琼脂	蓝绿色或蓝色，多数菌落中心黑色或几乎全黑色；有些菌株为黄色，中心黑色或几乎全黑色。
XLD 琼脂	菌落呈粉红色，带或不带黑色中心，有些菌株可呈现大的带光泽的黑色中心，或呈现全部黑色的菌落；有些菌株为黄色菌落，带或不带黑色中心。
沙门菌属显色培养基	按照显色培养基的说明进行判定。

4. 生化试验

①从选择性琼脂平板上分别挑取 2 个以上典型或可疑菌落，接种于三糖铁琼脂，先在斜面划线，再于底层穿刺；接种针不要灭菌，直接接种赖氨酸脱羧酶试验培养基和营养琼脂平板，于 36℃ ±1℃ 培养 18 ~ 24h，必要时可延长至 48h。在三糖铁琼脂和赖氨酸脱羧酶试验培养基内，沙门菌属的反应结果见表 5 – 2。

表 5 - 2   沙门菌属在三糖铁琼脂和赖氨酸脱羧酶试验培养基内的反应结果

| 三糖铁琼脂 | | | | 赖氨酸脱羧酶试验培养基 | 初步判断 |
斜面	底层	产气	硫化氢		
K	A	+ （-）	+ （-）	+	可疑沙门菌属
K	A	+ （-）	+ （-）	-	可疑沙门菌属
A	A	+ （-）	+ （-）	+	可疑沙门菌属
A	A	+／-	+／-	-	非沙门菌
K	K	+／-	+／-	+／-	非沙门菌

注：K：产碱；A：产酸；+：阳性；-：阴性；+（-）：多数阳性，少数阴性；+／-：阳性或阴性。

②接种三糖铁琼脂和赖氨酸脱羧酶试验培养基的同时，可直接接种蛋白胨水（供做靛基质试验）、尿素琼脂（pH=7.2）、氰化钾（KCN）培养基，也可在初步判断结果后从营养琼脂平板上挑取可疑菌落接种，于 36℃ ±1℃ 培养 18～24h，必要时可延长至 48h，按表 5-3 判定结果。将已挑菌落的平板储存于 2~5℃ 或室温至少保留 24h，以备必要时复查。

表 5 - 3   沙门菌属生化反应初步鉴定

反应序号	硫化氢（H_2S）	靛基质	pH7.2 尿素	氰化钾（KCN）	赖氨酸脱羧酶
A_1	+	-	-	-	+
A_2	+	+	-	-	+
A_3	-	-	-	-	+／-

注：+阳性；-阴性；+／-阳性或阴性。

a. 反应序号 A_1：典型反应判定为沙门菌属。如尿素、KCN 和赖氨酸脱羧酶 3 项中有 1 项异常，按表 5-4 可判定为沙门菌。如有 2 项异常为分沙门菌。

表 5 - 4   沙门菌属生化反应初步鉴别

pH7.2 尿素	氰化钾（KCN）	赖氨酸脱羧酶	判定结果
-	-	-	甲型副伤寒沙门菌（要求血清学鉴定结果）
-	+	+	沙门菌Ⅳ或Ⅴ（要求符合本群生化特性）
+	-	+	沙门菌个别变体（要求血清学鉴定结果）

注：+表示阳性；-表示阴性。

b. 反应序号 A_2：补做甘露醇和山梨醇试验，沙门菌属靛基质阳性变体，两项试验结果均为阳性，但需要结合血清学鉴定结果进行判定。

c. 反应序号 A_3：补做 ONPG。ONPG 阴性为沙门菌，同时赖氨酸脱羧酶阳性，甲型副伤寒沙门菌为赖氨酸脱羧酶阴性。

d. 必要时按表 5-5 进行沙门菌生化群的鉴别。

表5-5 沙门菌属各生化群的鉴别

项目	I	II	III	IV	V	VI
卫矛醇	+	+	−	−	+	−
山梨醇	+	+	+	+	+	−
水杨苷	−	−	−	+	−	−
ONPG	−	−	+	−	+	−
丙二酸盐	−	+	+	−	−	−
KCN	−	−	−	+	+	−

注：+ 表示阳性；− 表示阴性。

③可根据初步判断结果，从营养琼脂平板上挑取可疑菌落，用生理盐水制备成浊度适当的菌原液，使用生化鉴定试剂盒或全自动微生物生化鉴定系统进行鉴定。

5. 血清学鉴定

（1）抗原的准备

一般采用 1.2% ~1.5% 琼脂培养物作为玻片凝集试验用的抗原。

O 血清不凝集时，将菌株接种在琼脂量较高的（如 2% ~3%）培养基上再检查：如果是由于 Vi 抗原的存在而阻止了 O 凝集反应时，可挑取菌苔于 1mL 生理盐水中做成浓菌液，于酒精灯火焰上煮沸后再检查。H 抗原发育不良时，将菌株接种在 0.55% ~0.65% 半固体琼脂平板的中央，待菌落蔓延生长时，在其边缘部分取菌检查；或将菌株通过装有 0.3% ~0.4% 半固体琼脂的小玻管 1~2 次，自远端取菌培养后再检查。

（2）多价菌体抗原（O）鉴定

在玻片上划出 2 个约 1cm×2cm 的区域，挑取 1 环待测菌，各放 1/2 环于玻片上的每一区域上部，在其中一个区域下部加 1 滴多价菌体（O）抗血清，在另一区域下部加入 1 滴生理盐水，作为对照。再用无菌的接种环或针分别将两个区域内的菌落研成乳状液。将玻片倾斜摇动混合 1min，并对着黑暗背景进行观察，任何程度的凝集现象皆为阳性反应。

（3）多价鞭毛抗原（H）鉴定

同（2）。

（4）血清学分型（选做项目）

① O 抗原的鉴定。用 A ~ F 多价 O 血清做玻片凝集试验，同时用生理盐水做对照。在生理盐水中自凝者为粗糙形菌落，不能分型。

被 A ~ F 多价 O 血清凝集者，依次用 O4；O3、O10；O7；O8；O9；O2和 O11 因子血清做凝集试验。根据试验结果，判定 O 群。被 O3、O10 血清凝集的菌株，再用 O10、O15、O34、O19 单因子血清做凝集试验，判定 E1、E2、E3、E4 各亚群，每一个 O 抗原成分的最后确定均应根据 O 单因子血清的检查结果，没有 O 单因子血清的要用两个 O 复合因子血清进行核对。

不被 A ~ F 多价 O 血清凝集者，先用 9 种多价 O 血清检查，如有其中一种血清凝集，则用这种血清所包括的 O 群血清逐一检查，以确定 O 群。每种多价 O 血清所包括的 O 因子如下：

O 多价 1　A，B，C，D，E，F 群（并包括 6，14 群）

O 多价 2　13，16，17，18，21 群

O 多价 3　28，30，35，38，39 群

O 多价 4　40，41，42，43 群

O 多价 5　44，45，47，48 群

O 多价 6　50，51，52，53 群

O 多价 7　55，56，57，58 群

O 多价 8　59，60，61，62 群

O 多价 9　63，65，66，67 群

② H 抗原的鉴定。属于 A ~ F 各 O 群的常见菌型，依次用表 5 - 6 所述H 因子血清检查第 1 相和第 2 相的 H 抗原。

表 5 - 6　A ~ F 群常见菌型 H 抗原表

O 群	第 1 相	第 2 相
A	a	无
B	g，f，s	无
B	i，b，d	2
C1	k，v，r，c	5，Z_{15}

（续表）

O 群	第 1 相	第 2 相
C2	b, d, r	2, 5
D（不产气的）	d	无
D（产气的）	g, m, p, q	无
E1	h, v	6, w, x
E4	g, s, t	无
E4	i	

不常见的菌型，先用 8 种多价 H 血清检查，如有其中一种或两种血清凝集，则再用这一种或两种血清所包括的各种 H 因子血清逐一检查，以确定第 1 相和第 2 项的 H 抗原。8 种多价 H 血清所包括的 H 因子如下：

H 多价 1 a, b, c, d, i

H 多价 2 eh, enx, enz_{15}, fg, gms, gpu, gp, gq, mt, gz_{51}

H 多价 3 k, r, y, z, z_{10}, lv, lw,, lz_{13}, lz_{28}, lz_{40}

H 多价 4 1, 2; 1, 5; 1, 6; 1, 7; z_6

H 多价 5 z_4z_{23}, z_4z_{24}, z_4z_{32}, z_{29}, z_{35}, z_{36}, z_{38}

H 多价 6 z_{39}, z_{41}, z_{42}, z_{44}

H 多价 7 z_{52}, z_{53}, z_{54}, z_{55}

H 多价 8 z_{56}, z_{57}, z_{60}, z_{61}, z_{62}

每一个 H 抗原成分的最后确定均应根据 H 单因子血清的检查结果，没有 H 单因子血清的要用两个 H 复合因子血清进行核对。

检出第 1 相 H 抗原而未检出第 2 相 H 抗原的或检出第 2 相 H 抗原而未检出第 1 相 H 抗原的，可在琼脂斜面上移种 1~2 代后再检查。如仍只检出一个相的 H 抗原，要用位相变异的方法检查其另一个相。单相菌不必做位相变异检查。

位相变异试验方法如下：

小玻管法：将半固体管（每管 1~2mL）的酒精灯上溶化并冷至 50℃，取已知相的 H 因子血清 0.05~0.1mL，加入于溶化的半固体内，混匀后，用毛细吸管吸取分装于供位相变异试验的小玻管内，待凝固后，用接种针挑取待检菌，接种于一端。将小玻管平放在平皿内，并在其旁放一团湿棉花，以防琼脂中水分蒸发而干缩，每天检查结果，待另一相细菌解离后，可以从另一端挑取细菌进行检查。培养基内血清的浓度应有适当的比例，过高时细菌不能生长，过低时同一相细菌的动力不能抑制。一般按原血清 $1:200 \sim 1:800$ 的量加入。

小导管法：将两端开口的小玻管（下端开口要留一个缺口，不要平齐）放在半固体管内，小玻管的上端应高出于培养基的表面，灭菌后备用。临用时在酒精灯上加热溶化，冷至 50℃，挑取因子血清 1 环，加入小套管中的半固体内，略加搅动，使其混匀，待凝固后，将待检菌株接种于小套管中的半固体表层内，每天检查结果，待另一相细菌解离后，可从套管内的半固体表面取菌检查，或接种 1% 软琼脂斜面，于 37℃ 培养后再做凝集试验。

简易平板法：将 0.35%～0.4% 半固体琼脂平板烘干表面水分，挑取因子血清 1 环，滴在半固体平板表面，放置片刻，待血清吸收到琼脂内，在血清部位的中央点种待检菌株，培养后，在形成蔓延生长的菌苔边缘取菌检查。

③ V_i 抗原的鉴定。用 V_i 因子血清检查。已知具有 V_i 抗原的菌型有：伤寒沙门菌，丙型副伤寒沙门菌，都柏林沙门菌。

④ 菌型的判定。根据血清学分型鉴定的结果，按照有关沙门菌属抗原表判定菌型。

四、结果与报告

综合以上生化试验和血清学鉴定的结果，报告 25g（mL）样品中检出或未检出沙门菌。

复习作业

1. 思考一下沙门菌属显色培养基有哪些成分，该如何制作？
2. 简述沙门菌的生长特性？
3. 沙门菌的检验过程中，哪些培养基不需要高压灭菌？
4. 沙门菌在 BS 琼脂、HE 琼脂、XLD 琼脂上分别有哪些特征？

参考文献

［1］彭丽萍，陈博文．食品沙门氏菌检测方法进展［J］．中国人兽共患病杂志，1999，15（5）：89－91．

［2］张艳红，吴延功．沙门氏菌快速检测方法研究进展［J］．动物医学进展，2001，22（2）：39－41，48．

［3］中华人民共和国卫生部．GB 4789.4—2010 食品微生物学检验 沙门氏菌检验［S］．北京：中国标准出版社．

［4］余慕华，鞠长燕，陈辉．能力验证试验中与鉴定［J］．中国卫生工程学，2012，11（5）：424－426．

旋毛虫的检验

旋毛虫病是重要的人畜共患寄生虫病，它是由毛形科的旋毛形线虫（*Trichinella spiralis*）成虫寄生于肠管，幼虫寄生于横纹肌所引起的。该病流行于哺乳类动物间，鸟类可实验感染。人若摄食了生的或未煮熟的含旋毛虫包囊的猪肉可感染生病，主要临床表现为胃肠道症状、发热、肌痛、水肿和血液嗜酸性粒细胞增多等，严重者可以导致死亡，故肉品卫生检验中将旋毛虫列为首要项目。旋毛虫病的肉品检验是生猪屠宰检疫中的一项重要内容，通过该项检验可以检出感染旋毛虫的猪只。对于杜绝病猪肉流入肉品市场，有着重要的作用。

实验目的

①掌握肌肉旋毛虫压片镜检法、消化法的操作方法。

②了解酶联免疫吸附试验的方法。

③掌握旋毛虫病肉的处理方法。

实验器材

一、旋毛虫压片镜检法

①材料：被检肉品。

②器材：载玻片，剪刀，镊子，天平，显微镜。

③试剂：50%甘油水溶液，10%稀盐酸。

二、旋毛虫集样消化法

①材料：被检肉品。

②器材：组织捣碎机，采样盘，磁力加热搅拌器，圆盘转动式计数镜检台，集虫器，载玻片，表面皿，烧杯，剪刀，镊子，天平，温度计，显微镜。

③试剂：0.04%胃蛋白酶溶液，盐酸。

三、旋毛虫酶联免疫吸附试验（ELISA）

①材料：被检肉品。

②器材：滤纸片，玻璃瓶，剪刀，酶标测定仪，反应板，加样器。

③试剂：

a. 阳性血清，阴性血清。

b. 旋毛虫抗原。

c. 酶标抗体（又称酶结合物、酶标记免疫球蛋白）。

d. 包被液：Na_2CO_3 1.59g、NaN_3 0.2g、$NaHCO_3$ 2.93g，用蒸馏水加至1000mL，调整 pH 为9.6。放4℃冰箱中保存备用。

e. 洗涤液：NaCl 8.9g、Tween－20 0.5g、KH_2PO_4 0.2g、NaN_3 0.2g、$Na_2HPO_4 \cdot 12H_2O$ 2.9g、KCl 0.2g，用蒸馏水加至1000mL，调整 pH 为7.4。

f. 底物溶液（$OPD－H_2O_2$）：称取邻苯二胺40mg，溶解于 100mL pH5.0 磷酸－柠檬酸缓冲液（0.1mol/L 柠檬酸 24.3mL，加 0.2mol/L NaH_2PO_4 25.7mL，加水 50mL）中，然后加30%过氧化氢0.15mL，现配现用。

g. 终止液（2mol/L H_2SO_4）：浓硫酸22.2mL，蒸馏水177.8mL。

🔬 实验方法

一、旋毛虫压片镜检法

1. 采样

自胴体左右两侧横膈膜的膈肌脚（见图6－1），各采膈肌1块（与胴体编成相同号码），每块肉样不少于20g，记为一份肉样，送至检验台检查。如果被检样品为部分胴体，则可从肋间肌、腰肌、咬肌等处采样。

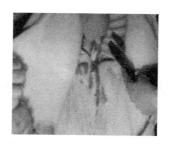

图 6 - 1　取左右膈肌脚样品

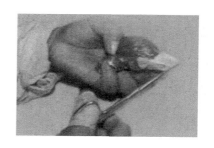

图 6 - 2　撕开肌膜肉眼观察

2. 肉眼检查

撕去被检样品肌膜，将肌肉拉平，在良好的光线下仔细检查表面有无可疑的旋毛虫病灶（见图 6 - 2）。未钙化的包囊呈露滴状，半透明，细针尖大小，较肌肉的色泽淡；随着包囊形成时间的增加，色泽逐步变深而为乳白色、灰白色或黄白色。若见可疑病灶时，做好记录且告知总检将可疑肉尸隔离，待压片镜检后做出处理决定。

3. 制片

取洁净载玻片 1 块放于检验台上，并尽量靠近检验者。用镊子夹住肉样顺着肌纤维方向将可疑部分剪下。如果无可疑病灶的，则顺着肌纤维方向在肉块的不同部位剪取 12 个麦粒大小的肉粒（2 块肉样共剪取 24 个小肉粒）。将剪下的肉粒依次均匀地附贴于载玻片上且排成两行，每行 6 粒。然后，再取一洁净载玻片盖放在肉片的载玻片上，并用力适度捏住两端轻轻加压，把肉粒压成很薄的薄片，以能通过肉片标本看清下面报纸上的小字为标准。另一块膈肌按上法制作，两片压片标本为一组进行镜检（见图 6 - 3）。

4. 镜检

把压片标本放在低倍显微镜（4 × 10）下，从压片的一端第一块肉片处开始，顺肌纤维依次检查。镜检时应注意光线的强弱及检查速度，切勿漏检。

5. 结果判定

①没有形成包囊的幼虫，在肌纤维之间呈直杆状或逐渐蜷曲状态，但有时因标本压得太紧，可使虫体挤入压出的肌浆中。

②包囊形成期的旋毛虫，在淡黄色背景上，可看到发光透明的圆形或椭圆形物。包囊的内外两层主要由均质透明蛋白质和结缔组织组成，囊中央是

蜷曲的虫体（见图6-4）。成熟的包囊位于相邻肌细胞所形成的梭形肌腔内。

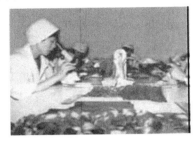

图6-3　制成压片镜检

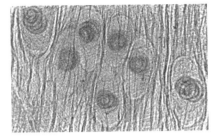

图6-4　旋毛虫幼虫包囊

③发生畸化现象的旋毛虫。虫体未形成包囊以前，包围虫体的肉芽组织逐渐增厚、变大，形成纺锤形、椭圆形或圆形的肉芽肿。被包围的虫体有的结构完整，有的破碎甚至完全消失。虫体形成包囊后的畸化，其病理过程与上述相似。由于畸化灶透明度较差，需用50%甘油水溶液作透明处理，即在肉粒上滴加数滴50%甘油水溶液，数分钟后，肉片变得透明，再覆盖上玻片压紧观察。

④钙化的旋毛虫。在包囊内可见数量不等、浓淡不均的黑色钙化物，包囊周围有大量结缔组织增生。由于钙化的不同发展过程，有时可能看到下列变化：①包囊内有不透明黑色钙盐颗粒沉着；②钙盐在包囊腔两端沉着，逐渐向包囊中间扩展；③钙盐沉积于整个包囊腔，并波及虫体，尚可见到模糊不清的虫体或虫体全部被钙盐沉着。此外，在镜检中有时也能见到由虫体开始钙化逐渐扩展到包囊的钙化过程（多数是由于虫体死亡后而引起的钙化）。发现钙化旋毛虫时，可以通过脱钙处理，滴加10%稀盐酸将钙盐溶解后，可见到虫体及其痕迹，与包囊毗邻的肌纤维变性，横纹消失。

⑤鉴别诊断。在旋毛虫检验时，往往会发现住肉孢子虫和发育不完全的囊尾蚴，虫体典型者，容易辨认，如发生钙化，死亡或溶解现象时，则容易混淆，在检查时可参考表6-1进行鉴定。

表 6-1 旋毛虫、住肉孢子虫、囊尾蚴肉眼检查及镜下区别

（引自孙锡斌，旋毛虫病肉的检验和囊尾蚴生活力的测定，1992）

项目	旋毛虫	住肉孢子虫	囊尾蚴		
			发育早期	发育中期	成熟期
虫体形态	呈灰白色半透明小点，包囊呈纺锤形、椭圆形，虫体常蜷曲成"S"形或"8"字形	呈灰白色或黄白色毛根状小体。镜下，米氏囊内充满香蕉形滋养体和卵圆形孢子	粟粒大到米粒大包囊，囊内有可见的白色头节。镜下：头节上有4个吸盘，尚无或有发育不全的角质钩	黄豆大包囊，囊内充满无色液体，白色头节如米粒大。镜下：头节上有4个吸盘和角质钩	黄豆大包囊，囊内充满无色液体，白色头节如米粒大。镜下：头节上有4个吸盘和角质钩
寄生部位	多见于膈肌、肩胛肌、腰肌及腓肠肌等	骨骼肌、心肌。尤其以食道、腹部、股部等部位寄生最多	肩胛外肌、股部内侧肌、心肌、咬肌及腰肌等	肩胛外肌、股部内侧肌、心肌、咬肌及腰肌等	肩胛外肌、股部内侧肌、心肌、咬肌及腰肌等
虫体钙化灶 — 肉眼检查	针尖大或针头大，灰白或灰黄色。与钙化的住肉孢子虫不易区别	虫体钙化灶略小于囊尾蚴钙化灶，呈灰白或灰黄色。触摸有坚实感	针尖大灰白色小点	粟粒大或米粒大，呈灰黄色	椭圆或圆形，粟粒至黄豆大，呈灰白-淡黄-黄色，触摸有坚硬感
虫体钙化灶 — 压片镜检	包囊内有大小不等的黑色钙盐颗粒，有的在囊周围形成厚的组织膜	数量不等、浓淡不匀的灰黑色钙化点，有时隐约可见虫体	不透明的黑色块状物	不透明的黑色块状物	不透明的黑色块状物
虫体钙化灶 — 脱钙处理	虫体或残骸清晰可见	可见虫体或残骸	未见或可见发育不全的角质小钩	可见角质小钩	可见角质小钩

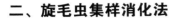

二、旋毛虫集样消化法

1. 实验原理

先用机械方法将受检肉样捣碎，使其呈颗粒或絮状，再用消化酶在最适温度和最佳酸碱度条件下进行生物化学消化。本实验采用快速集样消化法，即由磁棒转动带动杯中消化液旋转成漩涡，加速底物消化分解，同时比水重的有形物质随漩涡的力量向中心移动，但未消化的巨型肌组织残质则被集虫器外周粗筛阻留，而虫体或虫体包囊等细小物体随漩涡向中心移动进入集虫器；当转动停止，集虫器中的有形物质便随漩涡作用逐渐沉降于底部细筛孔漏掉，只保留虫体和包囊在筛面上供镜检。

2. 实验方法、步骤和操作要领

①采样。首先确定群检分组的头数，每组头数的大小可根据各地区旋毛虫病的发生情况而定，即在旋毛虫病的低发病地区采取 5 ~ 10 头猪为 1 组，而常年未检出旋毛虫的地区每组可增加到 30 ~ 50 头或 100 头。既能因地提高检验工效，又不致使旋毛虫检验流于形式。如果以 10 头猪为 1 组，其分组情况应按生产流水线上胴体编号 1 - 10、11 - 20、21 - 30……顺序。每头猪取横膈膜肌脚 2g，每组 10 头样肉，共 20g，依次放在序号相同的采样盘或塑料袋内送检。

②捣碎。按采样盘顺序，每次取 1 组（20g），置捣碎机容器中，加入0.04% 胃蛋白酶溶液 100mL（按每 10g 样肉加 50mL 酶溶液的比例），徐徐启动捣碎机，转速由 8000r/min 逐渐到 16000r/min。捣碎约 30s 至肉样成颗粒或絮状，并混悬于混浊的消化液中。

③加热、消化、集虫。取下容器将捣碎液倒入 500mL 烧杯中，加入 2%的热盐酸溶液 100mL（与酶溶液等量），使温度保持在 45℃ 左右。然后将集虫器从液面上小心压入杯中，加入磁棒，将烧杯放在加热磁力搅拌器上，启动转速节柄，消化液被搅成一漩涡。在 45℃ 左右搅拌 3 ~ 5min 后，回转调节柄，停止搅拌，待磁棒静止后取出磁棒。取出集虫器，卸下集虫筛，用适量清水将筛面物充分洗入表面皿中。

④镜检。将表面皿移于镜检台的圆孔上，旋转圆盘使表面皿中心底部接物镜头下，将表面皿前后、左右晃动数次，使有形成分集中于皿底中心，用40 倍物镜检查有无旋毛虫虫体、包囊以及虫体碎片或空包囊。

⑤查病畜胴体。镜检发现阳性时，按圆盘转数（0、1、2、3……顺序）乘以100（每组头数×圆盘孔数）加孔号乘以10（每组头数），即得出该组10头猪的胴体编号。计算公式：圆盘转数×100＋孔号×10。例如：阳性组圆盘转数是20，孔号数为3，代入公式为20×100＋3×10＝2030，该组胴体编号即为2021、2022、2023……2030这10个号码。将该10头猪的胴体全部推入修割轨道待查。复查按每2头为一组消化镜检，检出阳性组，再逐头检测，确定病畜胴体。复查时用压片镜检法更快、更方便。

三、旋毛虫酶联免疫吸附试验（ELISA）

1. 实验原理

ELISA是利用酶作为抗原或抗体的标记物，在固相载体上进行抗原或抗体的测定。ELISA的原理是：让抗原或抗体结合到固相载体表面，并保持其免疫活性；使抗原或抗体与某种酶联结成酶标抗原或抗体，仍保留其免疫活性和酶的催化活性。在测定时，把受检标本和酶标抗原或抗体，按不同步骤与固相载体表面的抗原或抗体起反应，形成抗原－抗体复合物。经清洗后在固相载体表面留下不同量的酶。加入酶反应的底物后，底物在复合物上酶的催化作用下生成有色产物，产物的量与标本中受检抗原或抗体的量直接相关。故可根据颜色反应的深浅，间接推断受检抗原或抗体的存在及其含量，达到定性或定量检测的目的。

2. 实验方法、步骤和操作要领

①采样。用1.0×3.0cm滤纸片紧贴胴体残留血液处或血凝块（若无残血，可将滤纸片紧贴肌肉组织新鲜断面，轻轻挤压断面两侧），当滤纸片全部湿润后，将其放入小玻璃瓶（装有含吐温20的pH7.4 PBS液1mL）中，振摇后即为被检样品。纯肌肉时，可取蚕豆大肌肉置于小玻璃瓶中，剪碎，加2~3倍PBS液，振摇、静置，上清即为被检样品。

②抗原包被。将旋毛虫抗原用包被液稀释成一定浓度（抗原蛋白含量2mg/mL），加入反应板A、B、C、D列1~10号孔内，每孔加0.2mL；E列各孔分别为阴、阳性血清对照，每孔加0.2mL。每列的第11孔为空白对照（每孔加稀释液0.2mL），加毕，将反应板加盖，置湿盒内，37℃孵育2h或4℃过夜，使其达到最大反应强度。

③洗涤。将反应板倒空，伏置于滤纸上片刻，用洗涤液加满各孔，室温下静置后倒空，并用滤纸吸干。再加满洗液，如此重复3次。

④加入被检样品。将被检样品加入预定孔内，每份加两孔，每孔加0.2mL，包被液空白对照各孔加洗涤液0.2mL。同时作阴、阳性标准血清对照，37℃孵育2h。

⑤洗涤3次，方法同上。

⑥加酶标抗体。按照说明，用洗液稀释至最适浓度，每孔加0.2mL，37℃孵育2h（适当提高反应温度及抗原、酶结合物浓度，可缩短孵育时间）。

⑦洗涤3次，方法同上。

⑧加底物。将新鲜配制的底物溶液加入各孔，每孔0.2mL，37℃湿盒避光作用15min。

⑨终止反应。每孔加终止液50μL，静置5min。

⑩测定OD值。在酶标测定仪上，于492nm波长，按仪器使用及制定标准要求调节仪器，测定各反应孔的OD值，记录结果。

⑪结果判定。a.根据反应颜色的深浅先用肉眼判定。参考阳性及阴性对照，分别判为阳性（＋）、阴性（－）及可疑（±）。b.凡被检样品的OD值高于标准阴性血清平均OD值2倍以上，即判阳性反应。

四、旋毛虫病阳性肉的处理

如果发现旋毛虫，应根据号码查对肉尸、内脏和头等，按照农业部、卫生部、外贸部、商业部联合颁布的《肉品卫生检验试行规程》统一进行处理。

①宰后检验在24个肉片标本内，发现包囊或钙化的旋毛虫不超过5个者，横纹肌和心脏高温处理后出场。超过5个以上者，横纹肌和心脏作工业用或销毁。

②上述两种情况的皮下及肌肉间脂肪可炼食用油，体腔内脂肪不受限制出场。

③肠可供制肠衣，其他内脏不受限制出场。

五、实验注意事项

1. 旋毛虫压片镜检法

①采样操作过程中，肉样要做好编号，不能搞错。

②肉眼检查时光线要充足，检查一段时间后要注意休息，避免因疲劳而漏检。

③制片时剪取小肉粒应顺肌纤维方向挑取膈肌脚的可疑小病灶剪下。如

果无可疑病灶的，则顺着肌纤维方向在肉块的不同部位剪取，不应盲目地集中一处剪样。压片要厚薄适当，不能过厚或过薄，应以能通过肉片标本看清下面报纸上的小字为标准。

④检查过程中要注意与住肉孢子虫、囊尾蚴的鉴别。

2. 旋毛虫集样消化法

①不能盲目选择群检分组头数的大小，应根据不同地区旋毛虫发生情况而定。

②肉样消化过程中注意掌握好酸和酶的浓度，以及消化时的温度。

③清洗集虫器筛面时应充分，但也不能水量过多，否则影响后续检查。

3. 旋毛虫酶联免疫吸附试验（ELISA）

①在各载体中使用最多的为聚苯乙烯塑料板。不同厂牌，甚至不同批号的反应板吸附性能往往有很大差异，因此抗原包被前需要加以选择。方法为：在整块板上测定同一样品，求出每一对孔的平均 OD 值，将此值与该板的总均值相比，其差值需在 ±10% 以内。

②为增加反应板对抗原的吸附作用，可试用鞣酸、牛血清白蛋白等方法处理反应板。

③由于反应板可能存在边缘效应，因此测定样品时要取每个样品 2 孔的平均值。

复习作业

1. 简述旋毛虫病肉品检验的常用技术，比较其优缺点。

2. 根据本次实验检验结果，所检肉品该如何处理？

3. 旋毛虫实验和检验的过程中应注意哪些事项？

参考文献

[1] 刘紫金，王超峰，史建新，等 . 猪旋毛虫检验方法探析［J］. 肉品卫生，2004（8）：38－39.

[2] 葛兰云 . 旋毛虫病检测方法研究［J］. 职教研究，2014（2）.

[3] 何光志，田维毅，王平，等 . 应用间接 ELISA 检测猪旋毛虫抗体［J］. 中国动物检疫，2010，27（1）：47－48.

实验五

动物性食品中搀假搀杂乳的检验

实验目的

了解乳的感官性状，掌握乳的常规理化检验方法及实验原理和常见搀杂搀假乳的鉴定方法。

内容及方法

一、搀水乳的检测方法——联苯胺法

1. 原理

正常乳完全不含硝酸盐，而一般水（包括河水与井水）中所含的硝酸盐与硫酸作用后生成的硝酸，可使联苯胺氧化而呈蓝色物。

2. 试剂

①20%氯化钙溶液。

②联苯胺硫酸溶液：取20mg联苯胺溶解于20mL稀硫酸（1∶3）中，再用硫酸加至100mL。

3. 器材

锥形瓶、量筒、酒精灯

4. 操作方法

取20mL乳样于100mL锥形瓶中，加入0.5mL 20%氯化钙溶液在酒精灯上加热至凝固、冷却、过滤。在白瓷皿加入2mL联苯胺硫酸溶液，再取过滤液沿滤器边缘滴入2~3滴，观察反应。

5. 判定标准

若在液体接触处呈蓝色，说明有硝酸盐存在，可判为搀水乳。

二、加盐乳的检出

牛乳中掺入中性盐或弱碱性盐，是为了增加乳的比重或中和牛乳的酸度，以掩盖乳中掺水或牛乳酸败。常见的有食盐、芒硝（硫酸钠）、碳酸铵等。

1. 器材

大试管 2 支，5mL 吸管 2 支。

2. 试剂

①10% 铬酸钾溶液。

②0.01mol/L 硝酸银溶液：准确称取 1.700g 硝酸银，溶于少量蒸馏水中，然后转入 100mL 容量瓶中，定容至刻度。

3. 操作方法

取 5mL 硝酸银溶液于试管中，加 2 滴 10% 铬酸钾溶液，混匀，加被检乳 1mL，充分混匀。

4. 判定标准

①红色消失：溶液变为黄色，说明乳中含氯量在 0.14% 以上，折合氯化钠量 0.23% 以上。（天然乳中 Cl 的含量为 0.09%~0.12%）。

②红色不变：说明氯的含量低于指标，为正常乳。

三、加碱乳的检出 （萘矾酸钠）

乳中加入碱，可降低乳的酸度，但这样处理后乳气味和味道都发生变化，并可使腐败菌生长，繁殖。

1. 器材

5mL 吸管 2 支，试管 2 支，试管架。

2. 试剂

0.04% 溴麝香草酚蓝酒精溶液。

3. 操作方法

取被检乳 3mL，注入试管中。吸取 0.04% 溴麝香草酚蓝酒精溶液，小心沿管壁滴加 5 滴，使两液面轻轻相触（切勿使两液面混合）。静置 2min，根据接触面上色环的颜色判定，同时以正常乳做对照。

表 7 – 1　判定标准

乳中硫酸钠浓度（%）	色泽颜色特征
无	黄色
0.03	黄绿色
0.05	淡绿色
0.1	绿色
0.3	深绿色
0.5	青绿色
0.7	淡青色
1.0	青色
1.5	深青色

四、加甲醛乳的检出

甲醛是一种良好的防腐剂，在有甲醛的牛乳液面上，加入氧化剂硫酸与硝酸的混合液，交界面上就会发生紫色反应。

1. 器材

5mL、1mL 吸管各 1 支，试管 2 支。

2. 试剂

硫酸试剂：100mL 浓硫酸加 1 滴硝酸。

3. 操作方法

取 2mL 硫酸试剂于试管中，沿管壁小心加入被检乳 5mL，静置试管架上，约 10min 后观察。

4. 判定标准

①乳中有甲醛：接触面呈紫红色。

②无甲醛的乳：生成橙黄色的或淡黄色环。

五、乳中掺杂物淀粉的检验

1. 器材

5mL 吸管 2 支、大试管 2 支。

2. 试剂

碘溶液：取碘化钾 2g，加少量的水溶解，加碘 1g，待全溶后，加水稀释至 100mL，混匀。

3. 操作方法

取被检乳 30mL 于试管中，加碘溶液 1～2 滴，观察反应，同时做空白对照。

4. 判定标准

乳中有淀粉、米汤存在，乳变蓝色。

六、乳中掺豆浆的检验

豆浆中含有皂角素，溶于热水或酒精，与氢氧化钾或氢氧化钠作用变黄色。

1. 器材

5mL 吸管 2 支、2mL 吸管 1 支、大试管 2 支。

2. 试剂

①28% 氢氧化钾（钠）溶液。

②乙醇、乙醚等量混合液（1∶1）。

3. 操作方法

取被检乳 2mL 于试管中，加 3mL 乙醇、乙醚混合液，再加 28% 氢氧化钾溶液 2mL，摇匀，5～10min 观察颜色，同时做空白对照。

4. 判定标准

①掺有豆浆的乳呈黄色（掺豆浆量少，此种反应不明显，水浴加热有助于反应）。

②无豆浆的乳仍为原色。

复习作业

1. 乳中加碱、加盐及加甲醛量的判定标准分别是什么？

2. 如何检验乳中是否掺杂杂物淀粉及豆浆？

3. 对加盐乳的测定过程中用到的硝酸银试剂可以被其他试剂取代吗？

参考文献

［1］孙进生．掺假乳的检验［J］．吉林畜牧兽医，2004（7）：14.

［2］曾淼，朱斌，刘林．几种牛奶掺假的快速检验方法［J］．广东化工，2014，41（16）：188－188.

［3］邓会玲，万宇平，贾芳芳，等．乳品掺假快速检验的研究进展［J］．乳业科学与技术2011，34（6），284.

［4］中华人民共和国卫生部．GB 5413.30—2010乳与乳制品杂质度的测定［S］．北京：中国标准出版社．

肉品新鲜度的综合检验

实验目的

通过本实验各检测项目的学习，进一步认识微生物对肉蛋白质的分解情况，不同腐败阶段的分解产物及含量与肉的感官性状及理化指标之间的关系。要求掌握肉新鲜度的各种检测方法并能按照食品卫生标准判定肉的新鲜度。

内容及方法

一、感官检查

动用视觉、触觉、嗅觉和味觉，对待检肉进行色泽，组织状态、黏度，气味，肉汤滋味等方面的检查，以判定肉的新鲜度。

感官检查是食品卫生检验中的重要方法。正常人的感觉器官对异常的色泽，气味和滋味等感官性状相当敏感，不需设备即可判定。消费者选择商品，也都以商品的感官性状来衡量该商品是否能为自己接受。因此，感官检查是判别肉新鲜度的首要方法。

检查方法：

1. 肉块检查

无论是半边的胴体还是分割的小块肉，均应检查其皮肤，脂肪，肌肉的色泽，组织结构状态，黏度，弹性及气味。

2. 肉汤检查

必要时应作肉汤检查，称取 20g 切碎的肉样，置于 200mL 烧杯中，加 100mL 水，用表面皿盖上，加热至 50~60℃，开盖检查气味，继续加热煮沸

20～30min，再嗅其肉的气味，尝其滋味和观察其透明度。

表 8－1　鲜猪肉判断标准

	一级鲜度	二级鲜度
色泽	肌肉有光泽、红色均匀、脂肪洁白	肌肉色稍暗，脂肪缺乏光泽
黏度	外表微干或微湿润、不粘手	外表干燥或粘手，新切面湿润
弹性	指压后凹陷立即恢复	指压后的凹陷恢复慢且不能完全恢复
气味	具有鲜猪肉正常气味	稍有氨味
煮沸后的肉汤	透明澄清，脂肪团聚于表面，具有香味	稍有浑浊，脂肪呈小滴浮于表面，无鲜味

二、挥发性盐基氮的测定

1. 半微量定氮法

（1）原理

挥发性盐基氮（volatile basic nitrogen，VBN）亦称总挥发性盐基氮（total volatile basic nitrogen，TVB－N）系指动物性食品由于酶和细菌的作用，在腐败过程中，蛋白质发生分解而产生氨及胺类等碱性含氮物质。这些物质在碱性环境中会挥发游离并被蒸馏出来，被含指示剂的硼酸溶液吸收，然后用标准酸滴定，计算其含量，以确定新鲜度的等级。

（2）器材

半微量定氮器，微量滴定管（最小分度为 0.01mL）。

（3）试剂

1% 氧化镁混悬液，2% 硼酸吸收液，甲基红指示液（0.2% 乙醇溶液），次甲基蓝指示液（0.1% 乙醇溶液），临用时将上述两种指示液等量混合为混合指示液，0.0100mol/L 盐酸标准溶液。

（4）操作方法

将样品除净脂肪、筋膜和骨后，剪碎搅匀，称取 10.0g 置于锥形瓶中，加 100mL 水，间歇摇动，浸渍 30min 后过滤，滤液放入冰箱备用。

预先将盛有 10mL 吸收液并加有 5～6 滴混合指示剂液的锥形瓶置于冷凝管下端，并使其下端插入锥形瓶内吸收液的液面下，吸取 5.0mL 上述样品滤液加入蒸馏器反应室内，加 5mL 1% 氧化镁混悬液，迅速盖塞，并加水于小玻杯中作水封以防漏气，通入蒸汽待蒸汽充满蒸馏器内时即关闭蒸汽出口管，由冷凝管出现第一滴冷凝水开始计时，蒸馏5min即停止。吸收液用盐酸标准溶液滴定至蓝紫色。同时用无氨蒸馏水代替样品液做试剂空白试验。

（5）计算

$$X = \frac{(V_1 - V_2) \times N \times 14}{M \times 5/100} \times 100 \qquad (8-1)$$

式中　X——样品中挥发性盐基氮的含量，mg/100g；

　　　　V_1——测定肉样液消耗盐酸或硫酸标准溶液体积，mL；

　　　　V_2——试剂空白消耗盐酸或硫酸标准溶液体积，mL；

　　　　N——盐酸或硫酸标准溶液的当量浓度，mol/L；

　　　　14——1mol/L盐酸标准溶液1mL相当氮的毫克数；

　　　　M——样品质量，g。

2. 微量扩散法

（1）原理

挥发性含氮物质可在碱性溶液中释出，37℃时在扩散皿中挥发后在吸收液中被吸收，用标准酸滴定，计算含量。

（2）器材

扩散皿（标准型）：玻璃质，内外室总直径61mm，内室35mm，外室深度10mm，外室壁厚3mm，内室壁厚2.5mm，加磨砂厚玻璃盖。

微量滴定管：最小分度0.01mL。

（3）试剂

① 饱和碳酸钾溶液：称取50g碳酸钾，加水50mL，微加热，使用时取上清液。

② 水溶性胶：称取10g阿拉伯胶，加水10mL，再加5mL甘油及5g无水碳酸钾或无水碳酸钠摇匀。

③ 吸收液，混合指示剂，0.0100mol/L盐酸标准溶液（同半微量定氮法）。

（4）操作方法

将水溶性胶涂于扩散皿的边缘，在器中央内室加入1mL吸收液及1滴混合指示剂，在皿外室一侧加入1.00mL半微量定氮法要求制备的样液，另一侧加入1mL饱和碳酸钾溶液（注意，勿使外室两侧的液体接触），立即盖好，密封好后，将皿在桌面上轻轻水平摇动，使外室的样液马上与碱液混合，然后于37℃温箱内放置2h，揭去盖，用0.0100mol/L盐酸标准溶液滴定，终点呈蓝紫色，同时做试剂空白试验。

（5）计算

$$X = \frac{(V_1 - V_2) \times N \times 14}{M \times 1/100} \times 100 \quad (8-2)$$

式中 X、V_1、V_2、N、14、M 同半微量定氮法计算公式。

（6）判定标准

按食品卫生标准的要求，冻猪肉、冻牛肉、冻羊肉、冻鸡肉、鲜猪肉、鲜兔肉、鲜鸡肉的挥发性盐基氮（mg/100g）一级鲜度应≤15，二级鲜度应≤25。

3. pH 的测定

（1）原理

屠宰后的畜肉，由于肌糖原的无氧酵解和ATP的分解，乳酸和磷酸的含量增加，pH下降。刚宰后的热鲜肉pH约为7.0；宰后1h pH降至6.2～6.3；经24h又降至5.6～6，并一直维持到肉腐败分解之前，肉类蛋白质被微生物的蛋白质分解酶分解成氨及胺类等碱性含氮物，使pH升高。从理论上分析，测定肉的pH可以判定肉的新鲜程度。但是，宰后畜肉的pH常受多种因素的影响，如采样部位宰前的健康状况，疲劳，衰弱和饥饿以及外界物理因素的强烈刺激所产生的应激反应等都会影响pH的变化。故在实际测定时，往往与肉的新鲜程度不呈对应关系。故pH仅作参考数值，对鉴别PSE猪肉和DFD猪肉仍不失为一个重要的指标。

（2）器材

酸度计或pH比色计。

（3）操作方法

肉浸液的制备，从待检肉的深部剪取肉样10g置于烧杯中剪碎，加入蒸馏水100mL，浸泡30min，不时搅拌，然后过滤于另一烧杯中备用。

（4）判定标准

记录所测得的样品的pH，与样品的其他新鲜度指标做对照，检查二者有无对应关系。国家标准中未明确肉类新鲜度的pH指标，现列出参考数值。

新鲜肉：pH5.8～6.2。

次鲜肉：pH6.3～6.6。

变质肉：pH6.7 以上。

4. 粗氨测定（纳氏法）

（1）原理

肉类腐败分解后产生的游离氨与胺盐等碱性含氮物质能与碘化汞和碘化钾的复盐（纳氏试剂）发生反应，生成碘化二亚汞铵的黄色沉淀，使肉浸成黄色，黄色加深程度及沉淀量的多少与肉的腐败程度成正比，据此以判定肉的新鲜度，并可作为氨及胺盐等碱性含氮物的粗略定量。

（2）反应式

$$NH_3 + HgI_2 + KI + KOH \longrightarrow Hg(OH)_2NH_2I \downarrow + KI + H_2O$$

（3）试剂

纳氏（Nessler）试剂：称取 10g 碘化钾溶于 10mL 热蒸馏水中，再加入热的升汞饱和溶液至出现红色沉淀。过滤，向滤液中加入碱溶液（30g 氢氧化钾溶于 80mL 水中），并加入 1.5mL 上述升汞饱和溶液。待溶液冷却后，加蒸馏水至 200mL，贮于棕色玻璃瓶内置暗处密闭保存。使用时取其上清液部分。

（4）操作方法

取试管两支，一支加入蒸馏水，另一支加入肉浸液，在两管内各加入 1～10 滴纳氏试剂。每加一滴后振荡试管，比较两管液体的颜色和透明度，观察沉淀发生情况。用蒸馏水管做对照是因为纳氏试剂带黄色。

表 8－2　判定标准

纳氏试剂反应结果判定表				
试剂滴数	颜色和沉淀	反应	氨含量（mg/100g）	肉的鲜度
10	色微黄，无混浊和沉淀	－	16 以下	新鲜
10	色黄，轻度混浊，稍有沉淀	±	16～20	次鲜
10	色黄，轻度混浊，稍有沉淀	+	21～30	次鲜
6～9	黄或橘黄色，有沉淀	+	31～45	变质
1～5	明显黄色或橘黄色，有沉淀	++	45 以上	变质

5. 硫化氢反应

（1）原理

肉类在腐败过程中，含硫氨基酸进一步分解，释放出硫化氢。硫化氢在碱性条件下与可溶性铅盐反应，生成黑色的硫化铅，以证明肉的变质程度。反应如下：

$$H_2S + Pb（CH_3COO）_2 \rightarrow PbS\downarrow + 2CH_3COOH$$

（2）试剂

醋酸铅碱性溶液：10%醋酸铅溶液中加入10%氢氧化钠溶液，至析出白色沉淀时为度。

（3）操作方法

将待检肉剪碎至绿豆大小，装入100mL锥形瓶中，使之达瓶容积的1/3。取一滤纸条，用碱性醋酸铅溶液湿润，稍干后将其小心插入锥形瓶，勿使纸条触及肉样，恰好在肉样上方1～2cm处悬吊，立即将纸条另一端贴在瓶口一侧并以瓶塞固定。室温下静置15min后观察滤纸条的颜色变化。

（4）判定标准

滤纸条无变化：新鲜肉。

滤纸边缘呈淡褐色：次鲜肉。

滤纸条下部呈褐色或黑褐色：变质肉。

6. 过氧化物酶反应

（1）原理

新鲜的健康畜禽肉中，含有过氧化物酶。不新鲜肉、严重病理状态的肉或濒死畜禽肉，过氧化物酶显著减少，甚至完全缺乏。

过氧化物酶具有能从过氧化物中分解出氧的特性。过氧化氢在过氧化物酶的作用下，分解出新生态氧，使联苯胺指示剂氧化为二酰亚胺代对苯醌。后者与尚未氧化的联苯胺形成淡蓝色或青绿色化合物，经过一定时间后变成褐色。

（2）试剂

1%过氧化氢溶液：取一份3%过氧化氢溶液与两份水混合即成（临用时配制）；0.2%联苯胺乙醇溶液：称取0.2g联苯胺溶解于100mL 95%乙醇中，置棕色瓶内保存，有效期不超过一个月。

（3）操作方法

吸取2mL肉浸液（1∶10）于试管中。滴加4～5滴0.2%联苯胺乙醇溶液。充分振荡后加入新配制的1%过氧化氢溶液3滴，稍振荡观察结果。同时做空白对照试验。

（4）判定标准

健康畜禽新鲜肉：肉浸液立即或在数秒内呈蓝色或蓝绿色。

次鲜肉：过度劳累，衰弱，患病，濒死期或病死的畜禽肉，肉浸液无颜色变化或在稍长时间后呈淡青色并迅速转变为褐色。

变质肉：肉浸液颜色无变化，或呈浅蓝色、褐色。

显色与否或显色的强弱，依肉中微生物污染的类型与分解度而定。

7. 肉新鲜度几种测定方法的综合评价

由于肉的腐败分解过程十分复杂，并非按一种固定的模式进行。故迄今为止尚未找到一种单一的方法和指标来衡量肉的新鲜度。通过大量研究，目前认为采用感官检验和挥发性盐基氮的测定是比较符合肉新鲜度变化的实际情况，因而，将感官检验和总挥发性盐基氮的测定两项指标纳入国家标准。

本实验所列3～6项测定方法未列入国家标准，但仍为各地普遍采用，在测定肉的新鲜度时，3～6项实验全部进行，以期取得综合性结论。

📖 复习作业

1. 在鲜猪肉卫生标准中，应具有哪几项感官指标？

2. 简述挥发性盐基氮的测定方法及原理？

3. 肉制品pH指标在哪个范围可判定肉制品新鲜？

4. 肉类在腐败的过程中，会发生什么化学反应，会产生哪些产物？

参考文献

[1] 庄玉亭，赵月兰. 肉品新鲜度检测方法 [J]. 河北科技大学学报，1999，20（2）：63–65.

[2] 朱艳利. 肉品新鲜度的常用感官检验方法 [J]. 北方牧业，2003（19）：28.

[3] 王长远，马万龙，姜昱男. 猪肉新鲜度的检测及肉质综合评定 [J]. 农产品加工（学刊），2007（10）：75–77.

实验七

腌腊制品的卫生检验

🔘 实验目的

腌腊和熟肉制品具有不同的卫生要求，通过本实验主要掌握这两种制品的感官检查和理化检验方法，并按卫生标准进行卫生质量评定。

🔘 内容及方法

一、腌腊制品的感官检查

腌腊制品的卫生检验以感官检查为主，检查外表的色泽、干湿度、组织结构状况、清洁状况和气味等。为了检查肉块内部的色泽、气味和组织结构状况，可采用竹签插入法和切开法。

检查方法：

1. 外表观察

首先观察表面肌肉和脂肪组织或肠衣表面的色泽，有无污秽、霉苔或黏腻，组织结构是否紧密，有无虫害等。

2. 切开观察

外表观察后可切开 1～2 个切面，观察深层的色泽和组织状态，并嗅其气味。

3. 插入检查

对于大块腌肉和火腿，为探知其深层有无腐败，可用竹签插入，然后拔出竹签，立即嗅其气味。若竹签连续使用可在每次插签前擦去竹签上污染的气味，也可每根竹签只使用一次，待检查完毕后统一清洁竹签。

火腿采用三签法检查，即：

第一签：在膝盖骨附近插入膝关节。

第二签：从髋关节附近插入。

第三签：从髋骨与荐椎间插入。

腌猪头可在耳根部与额骨之间的颞肌部以及咬肌外侧面插入。

4. 煮沸试验

必要时可切取一部分样品试煮，以嗅其气味和品尝滋味。

判定标准见表9−1、表9−2、表9−3、表9−4。

表9−1　咸猪肉卫生标准

级别 项目	一级鲜度	二级鲜度
外观	外表干燥清洁	外表稍湿润，发黏，有时有霉点
组织状态 及色泽	质紧密而结实，切面平整有光泽，肌肉呈红色或暗红色，脂肪切面白色或微红色	质稍软，切面尚平整，光泽较差，肌肉呈咖啡色或暗红色，脂肪微带黄色
气味	具有咸肉固有风味	脂肪有轻度酸败味，骨周围组织稍具酸味

表9−2　广式腊肉卫生标准

级别 项目	一级鲜度	二级鲜度
色泽	色泽鲜明，肌肉呈鲜红色或暗红色，脂肪透明或乳白色	色泽稍淡，肌肉呈暗红色或咖啡色，脂肪呈乳白色，表面可以有霉点，但抹后无痕迹
组织状态	肉身干爽，结实	肉身稍软
气味	具有广式腊肉固有的风味	风味略减，脂肪有轻度酸败味

表9−3　火腿卫生标准

级别 项目	一级鲜度	二级鲜度
色泽	肌肉切面呈深玫瑰色或桃红色，脂肪切面白色或微红色有光泽	肌肉切面呈暗红色或深玫瑰色，脂肪切面淡黄色或白色，光泽较差
组织状态	致密而结实，切面平整	较致密而稍软，切面平整
气味	具有火腿特有的气味	稍有酱味或豆豉味或稍有酸味

表 9 - 4　香肠（腊肠）、香肚卫生标准

级别 项目	一级鲜度	二级鲜度
外观	肠衣或肚皮干燥完整且紧贴肉馅，无黏液及霉点，坚实或有弹性	肠衣或肚皮稍有湿润或发黏，易与肉馅分离，但不易撕裂，表面稍有霉点，发软，无韧性
组织状态	切面坚实	切面齐，有裂隙，周缘部分有软化现象
色泽	切面肉馅有光泽，肌肉灰红至玫瑰红色，脂肪白色或微带红色	部分肉馅有光泽，肌肉深灰或咖啡色，脂肪发黄
气味	具有香肠固有风味	脂肪有轻度的酸败味，有时肉馅带有酸味

二、腌腊制品的酸价测定

1. 原理

腌腊肉制品贮存不当或贮存过久、部分脂肪就会受氧化。水解等作用而发生酸败（产生苦涩味），致使脂肪中的游离脂肪酸增加。用一定量的标准碱溶液中和等量的酸即可测知油脂的酸败情况，其结果以"酸价"表示。

酸价是指中和 1g 油脂中所含游离脂肪酸所消耗的氢氧化钾的毫克数。

2. 试剂

①酚酞指示液：1% 乙醇溶液。

②中性乙醚、乙醇混合液：将 2 份乙醚与 1 份乙醇混合。用 0.1mol/L 氢氧化钾溶液中和至酚酞指示液呈中性。

③ 0.1000mol/L 氢氧化钾标准溶液。

3. 操作方法

取腌腊制品的脂肪，剪碎，在 80℃ 以上水浴中熔炼成油状。精密称取油状样品 3 ~ 5g 置具有塞子的锥形瓶中，加入 50mL 中性乙醚、乙醇混合液，摇匀，使油溶解，必要时置热水中，促其溶解。冷至室温，加入酚酞指示液 2 ~ 3 滴，以 0.1000mol/L 氢氧化钾标准溶液滴定，至出现粉红色，且半分钟内不褪色为终点。

4. 计算

$$X = \frac{V \times N \times 56.11}{m} \qquad （9 - 1）$$

式中　X——样品的酸价；

　　　　V——样品消耗氢氧化钾标准溶液的体积，mL；

　　　　N——氢氧化钾标准溶液当量浓度；

　　　　m——样品质量，g；

　　　　56.11——1mol/L 氢氧化钾溶液 1mL 相当氢氧化钾毫克数。

5. 判定标准

广式腊肉酸价≤4。

三、腌腊制品的游离氨测定

1. 原理

蛋白质腐败分解产物之一——游离氨能与试剂中的氯化氢反应生成白色氯化铵细末。测定时，若在肉的表面有白色雾状出现，则表明肉中有游离氨存在，肉已开始腐败，反应式如下：

$$NH_3 + HCl \longrightarrow NH_4Cl（白色）$$

2. 试剂

取盐酸（比重 1.12）1 份，95% 酒精 3 份和无水乙醚 1 份混合而成，用时新配。

3. 操作方法

用小镊子将瘦肉块固定在带钩的玻璃棒上（玻棒的另一端附有橡皮，大小以试管口为量度），小心地将其插入试管，勿触及管壁和试剂，肉块距试剂液面 1~2cm，然后塞紧橡皮塞。在黑色背景下观察肉块周围有无白色雾状发生。

4. 判定标准

肉块周围有白色雾状发生，说明肉中有游离氨存在，表示肉已开始腐败。判为阳性反应，反之判为阴性反应。

四、腌腊制品的亚硝酸盐含量测定（盐酸萘乙二胺法）

1. 原理

样品经沉淀蛋白质，除去脂肪后，在弱酸条件下亚硝酸盐与对氨基苯磺

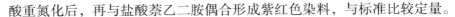

酸重氮化后，再与盐酸萘乙二胺偶合形成紫红色染料，与标准比较定量。

2. 器材

分光光度计，具塞比色管（50mL）。

3. 试剂

①亚铁氰化钾溶液：称取 10g 亚铁氰化钾溶于水，并稀释至 1000mL。

②乙酸锌溶液：称取 220g 乙酸锌，加 30mL 冰乙酸溶于水，并稀释至 1000mL。

③饱和硼砂溶液：称取 5g 硼酸钠，溶于 100mL 热水中，冷却后备用。

④0.4% 对氨基苯磺酸溶液：称取 0.4g 对氨基苯磺酸，溶于 100mL 20% 的盐酸中，避光保存。

⑤0.7% 盐酸萘乙二胺溶液：称取 0.2g 盐酸萘乙二胺，溶于 100mL 水中，避光保存。

⑥亚硝酸钠标准溶液：精密称取 0.100g 在硅胶干燥器中干燥 24 小时的亚硝酸钠，加水溶解移入 500mL 容量瓶中，并稀释至刻度。此溶液每毫升含 200μg 亚硝酸钠。

⑦亚硝酸钠标准使用液：临用前，吸取亚硝酸钠标准溶液 5mL，置于 200mL 容量瓶中，加水稀释至刻度，此溶液每毫升含 5μg 亚硝酸钠。

4. 测定方法

①样品处理：称取 5g 去脂肪、筋、腱的净瘦肉，绞碎，置于 50mL 烧杯中，加 12.5mL 硼砂饱和溶液，搅拌均匀，用 70℃ 左右的水约 300mL 将样品全部洗入 500mL 容量瓶中置沸水浴中加热 15min，取出冷却至室温，然后一边转动一边加入 50mL 亚铁氰化钾溶液，摇匀，再加入 5mL 乙酸锌溶液以沉淀蛋白质，加水至刻度，混匀，放置 0.5h 除去上层脂肪，该液用滤纸过滤，弃去初滤液 30mL，剩余滤液备用。

②测定：吸取上述滤液加入 50mL 的比色管中，另吸取 0.00 mL、0.20mL、0.40 mL、0.60 mL、0.80 mL、1.00 mL、1.50 mL、2.00 mL、2.50mL 亚硝酸钠标准使用液（相当于 0μg、1μg、2μg、3μg、4μg、5μg、7.5μg、10μg、12.5μg 亚硝酸钠）分别置于 50mL 比色管中。于标准管与样品管中分别加入 2mL 0.4% 对氨基苯磺酸溶液，混匀，静置 3～5min，后各加入 1mL 0.2% 盐酸萘乙二胺溶液，加水至刻度，混匀，静置 15min，用 2cm 比色杯以零管调节零点，于波长 538nm 处测吸光度，绘制标准曲线比较。

③计算：

$$X = \frac{A \times 1000}{m \times (40/500) \times 1000 \times 1000} \qquad (9-2)$$

式中　X——样品中亚硝酸盐的含量，μg；

$\qquad m$——样品质量，g；

$\qquad A$——测定用样液中亚硝酸盐的含量，μg。

④判定标准：我国食品卫生标准规定，灌肠、肴肉、咸猪肉中亚硝酸盐含量≤30，广式腊肉、火腿、香肠、香肚≤20。

五、腊制品的食盐含量的测定

1. 原理

在中性溶液中，氯化钠与硝酸银作用，生成难溶于水的氯化银白色沉淀。当氯离子与硝酸银反应完全后，稍过量的硝酸银即与指示剂铬酸钾反应，生成橘红色的铬酸银沉淀，即为终点。

$$2AgNO_3 + K_2CrO_4 \longrightarrow Ag_2CrO_4 \downarrow + 2KNO_3$$

以滴定样品时消耗硝酸银的量，求得肉制品中氯化钠的含量（%）。

2. 试剂

0.1000mol/L 硝酸银标准溶液：精确称取 17.5g 硝酸银，加适量蒸馏水溶解并稀释至 1000mL 混匀，定容，于棕色瓶中密闭保存。5% 的铬酸钾溶液。

3. 操作方法

①样品处理：精确称取 1~2g 切碎均匀的瘦肉样品，置于瓷蒸发皿中，用小火炭化完全，用玻棒将炭粉轻轻研碎，然后加 25~30mL 蒸馏水，用小火煮沸，冷却后过滤到 100mL 容量瓶中，并以热水少量分次洗涤残渣及滤皿，洗液倒入容量瓶中，冷却至室温，加水至刻度，混匀备用。

②测定：精密吸取样品滤液 25mL 于瓷蒸发皿中，加入 1mL 5% 铬酸钾溶液作指示剂，摇匀，用 0.1000mol/L 硝酸银标准溶液滴定至出现橘红色即为终点。同时做试剂空白试验。

③计算：

$$氯化钠（\%）= \frac{(V_1 - V_2) \times N \times 0.0585}{m \times \frac{25}{200}} \times 100 \qquad (9-3)$$

式中　V_1——样品消耗硝酸银溶液的毫升数；

V_2——空白试剂消耗硝酸银溶液的毫升数；

N——硝酸银溶液的当量浓度；

0.0585——1mL 硝酸银溶液相当氯化钠的克数。

④判定标准：腌腊制品深层肌肉中氯化钠的含量应不少于6%。因含囊尾蚴而做无害处理的肉，其食盐含量不少于7%时为已达无害程度。广式腊肉食盐含量应不超过10%。

六、腊制品的水分测定（直接干燥法）

1. 原理

将样品置于常压、高温下烘烤，使其中的水分蒸发，直至烘出全部水分（达到恒重）后，根据样品的减失重量计算出含水量。

2. 器材

干燥箱：调温至 100～105℃，分析天平，干燥器。

3. 操作方法

取洁净铝制或玻璃制的扁形称量瓶，置于 95～105℃干燥箱中，瓶盖斜支于瓶边，加热 0.5～1h，盖好取出，置于干燥器内冷却 0.5h，称量，并重复干燥至恒重。称取 2.00～10.00g 切碎或磨碎的腌腊制品放入此称量瓶中，样品的厚度为 5mm，加盖，精密称量后，置于 95～105℃干燥箱中，瓶盖斜支于瓶边，干燥 2～4h 后，盖好取出，放入干燥器内冷却 0.5h 后称量，至前后两次质量差不超过 2mg，即为恒重。

4. 计算

$$X = \frac{M_1 - M_2}{M_1 - M_3} \times 100 \qquad (9-4)$$

式中　X——样品中水分含量,%；

M_1——称量瓶和样品的质量，g；

M_2——称量瓶和样品干燥后的质量，g；

M_3——称量瓶的质量，g。

5. 判定标准

表 9 - 5　各种制品中标准水分的规定

品名	水分（%）
广式腊肉	25
肉松	20
食用猪油	特级 0.2、一级 0.35、二级 0.50

七、熟肉制品的感官检查

1. 检查方法

对各种熟肉制品的感官检查，应首先观察外表的清洁状况，有无异物和霉菌污染，有无黏液，色泽是否鲜明，组织结构是否完整。然后嗅其气味，是否有该肉品的固有香味或不正常的气味，要用刀切开观察切面的色泽并嗅其气味，然后切一小块尝其滋味。

2. 判定标准

各种熟肉制品的感观指标如下：

①灌肠类：肠衣干燥完整，并与内溶物密切结合，坚实而有弹力，无黏液及霉斑。切面坚实、湿润，肉呈均匀的蔷薇红色，脂肪为白色，无腐臭，无酸败味。

②酱卤肉：肉质新鲜，无异物附着，无异味，无异臭。

③肉松：呈金黄色或淡黄色，有光泽，絮状，纤维完整、松散，无异味、无异臭。

④烧烤肉：见表 9 - 6。

表 9 - 6　熟肉制品的感观指标

项目 类别	色泽	组织状态	气味
烧烤猪、鹅、鸭	肌肉切面色泽鲜艳，微红色，脂肪呈浅乳白色（鹅、鸭浅黄色）	肌肉切面压之无血水，脂肪滑而脆	无异味，无异臭
叉烧类	肌肉切面呈微红色，脂肪白而透明，有光泽	肌肉切面紧密，脂肪结实而脆	无异味，无异臭

复习作业

1. 除盐酸萘乙二胺法外，还有哪些方法可以测定亚硝酸盐的含量？

2. 我国食品卫生标准对腌腊制品中亚硝酸盐的含量是如何规定的？

3. 对腌腊制品的卫生检验应该从哪几项指标入手，其中对腌腊制品卫生程度影响较大的指标有哪些？

4. 思考：在火腿三签法检查中，为什么要从膝盖骨、髋关节及髋骨与荐椎间这三个部位插入竹签，进行插入检查？

参考文献

［1］中华人民共和国卫生部．GB 5009.33—2010 食品中亚硝酸盐与硝酸盐的测定［S］．北京：中国标准出版社．

［2］周石洋，陈玲．食用油脂中酸价测定的研究［J］．粮食科技与经济，2014，39（4）：37－39.

［3］中华人民共和国卫生部．GB 5009.3—2010 食品中水分的测定［S］．北京：中国标准出版社．

［4］中华人民共和国国家质量监督检验检疫总局，中国国家标准化管理委员会．GB/T 12457—2008 食品中氯化钠的测定［S］．北京：中国标准出版社．

实验八

罐头食品的卫生检验

实验目的

1. 提高食品品质。
2. 保证食品的安全。

实验材料

革兰染色液、庖肉培养基、溴甲酚紫葡萄糖肉汤、酸性肉汤、麦芽浸膏汤、锰盐营养琼脂、血琼脂、卵黄琼脂、75%酒精溶液。

实验步骤

1. 做好各种记录

①审查生产操作记录。

工厂检验部门对送检产品的下述操作记录应认真进行审阅，妥善保存至少3年备查。

②杀菌记录，包括自动记录仪的记录纸和相应手记的记录。

记录纸上要标明产品品名、规格、生产日期和杀菌锅号。每一项图表记录都必须由杀菌锅操作者亲自笔录和签字，由车间专人审核签字，最后由工厂检验部门审定后签字。

③杀菌后的冷却水有效氯含量测定的记录。

④罐头密封性检验记录，包括空罐和实罐卷边封口质量和焊缝质量的常规检查记录，记录上应明确标记批号和罐数等，并由检验人员和主管人员签字。

2. 抽样方法

按杀菌锅抽样。低酸性食品罐头在杀菌冷却完毕后每杀菌锅抽样2罐，

3kg 以上的大罐每锅抽 1 罐，酸性食品罐头每锅抽 1 罐，一般 1 个班的产品组成 1 个检验批，将各锅的样罐组成 1 个样批送检，每批每个品种取样基数不得少于 3 罐。产品如按锅划分堆放，在遇到由于杀菌操作不当引起问题时，也可以按锅处理。

按生产班（批）次抽样：① 取样数为 1/6000，尾数超过 2000 者增取 1 罐，每班（批）每个品种不得少于 3 罐。② 某些产品班产量较大，则以 30000 罐为基数，其取样数按 1/6000；30000 罐以上的按 120000 计，尾数超过 4000 罐者增取 1 罐。③ 个别产品产量过小，同品种同规格合并班次为 1 批取样，但并班总数不超过 5000 罐，每个批次取样数不得少于 3 罐。

3. 称重

用电子秤或台天平称重，1kg 及以下的罐头精确到 1g，1kg 以上的罐头精确到 2g。各罐头的重量减去空罐的平均重量即为该罐头的净重。称重前对样品进行记录编号。

4. 保温

将全部样罐按下述分类在规定温度下按规定时间进行保温（见表 10 - 1）。

表 10 - 1　样品保温时间和温度

罐头种类	温度（℃）	时间（d）
低酸性罐头食品	36 ± 1	10
酸性罐头食品	30 ± 1	10
预定要输往热带地区（40℃以上）的低酸性罐头食品	55 ± 1	5 ~ 7

保温过程中应每天检查，如有胖听或泄漏等现象，立即剔出作开罐检查。

5. 开罐

取保温过的全部罐头，冷却到常温后，按无菌操作开罐检验。

将样罐用温水和洗涤剂洗刷干净，用自来水冲洗后擦干。放入无菌室，以紫外光杀菌灯照射 30min。

将样罐移置于超净工作台上，用 75% 酒精棉球擦拭无代号端，并点燃灭菌（胖听罐不能烧）。用灭菌的卫生开罐刀或罐头打孔器开启（带汤汁的罐头开罐前适当振摇），开罐时不能伤及卷边结构。

6. 留样

开罐后，用灭菌吸管或其他适当工具以无菌操作取出内容物 10~20mL（g），移入灭菌容器内，保存于冰箱中。待该批罐头检验得出结论后可随之弃去。

7. pH 测定

取样测定 pH，与同批中正常罐相比，看是否有显著的差异。

8. 感官检查

在光线充足、空气清洁无异味的检验室中将罐头内容物倾入白色搪瓷盘内，由有经验的检验人员对产品的外观、色泽、状态和气味等进行观察和嗅闻，用餐具按压食品或戴薄指套以手指进行触感，鉴别食品有无腐败变质迹象。

9. 涂片染色镜检

涂片：对感官或 pH 检查结果认为可疑的，以及腐败时 pH 反应不灵敏的（如肉、禽、鱼类等）罐头样品，均应进行涂片染色镜检。带汤汁的罐头样品可用接种环挑取汤汁涂于载玻片上，固态食品可以直接涂片或用少量灭菌生理盐水稀释后涂片。待干后用火焰固定。油脂性食品涂片自然干燥并火焰固定后，用二甲苯流洗，自然干燥。

染色镜检：用革兰染色法染色，镜检，至少观察 5 个视野，记录细菌的染色反应、形态特征以及每个视野的菌数。与同批的正常样品进行对比，判断是否有明显的微生物增殖现象。

10. 接种培养

保温期间出现的胖听、泄漏或开罐检查发现 pH、感官质量异常，腐败变质，进一步镜检发现有异常数量细菌的样罐，均应及时进行微生物接种培养。

对需要接种培养的样罐（或留样）用灭菌的适当工具移出约 1mL（g）内容物，分别接种培养。接种量约为培养基的 1/10。要求在 55℃ 培养的，在接种前培养基管应在 55℃ 水浴中预热至该温度，接种后立即放入 55℃ 温箱培养。

低酸性罐头食品（每罐）接种培养基、管数及培养条件见表 10-2。

表 10 - 2　低酸性罐头食品的检验

培养基	管数	培养条件（℃）	时间（h）
庖肉培养	2	36 ± 1（厌氧）	96 ~ 120
庖肉培养	2	55 ± 1（厌氧）	24 ~ 72
溴甲酚紫葡萄糖肉汤（带倒管）	2	36 ± 1（需氧）	96 ~ 120
溴甲酚紫葡萄糖肉汤（带倒管）	2	55 ± 1（需氧）	24 ~ 72

酸性罐头食品（每罐）接种培养基、管数及培养条件见表 10 - 3。

表 10 - 3　酸性罐头食品的检验

培养基	管数	培养条件（℃）	时间（h）
酸性肉汤	2	55 ± 1（需氧）	48
酸性肉汤	2	30 ± 1（需氧）	96
麦芽浸膏汤	2	30 ± 1（需氧）	96

11. 微生物培养检验程序及判定

① 将按表 10 - 2 或表 10 - 3 接种的培养基管分别放入规定温度的恒温箱进行培养，每天观察培养生长情况。

对在 36℃ 培养有菌生长的溴甲酚紫葡萄糖肉汤管，观察产酸产气情况，并涂片染色镜检。如果是含杆菌的混合培养物或球菌、酵母菌或霉菌的纯培养物，不再往下检验；如仅有芽孢杆菌则判为嗜温性需氧芽孢杆菌；如仅有杆菌无芽孢则为嗜温性需氧杆菌，如需进一步证实是否是芽孢杆菌，可转接于锰盐营养琼脂平板，在 36℃ 培养后再做判定。

对在 55℃ 培养有菌生长的溴甲酚紫葡萄糖肉汤管，观察产酸产气情况，并涂片染色镜检。如有芽孢杆菌，则判为嗜热性需氧芽孢杆菌；如仅有杆菌而无芽孢则判为嗜热性需氧杆菌。如需要进一步证实是否是芽孢杆菌，可接转于锰盐营养琼脂平板，在 55℃ 培养后再做判定。

对在 36℃ 培养有菌生长的庖肉培养基管，涂片染色镜检，如为不含杆菌的混合菌相，不再往下进行；如有杆菌，带或不带芽孢，都要转接于两个血琼脂平板上（或卵黄琼脂平板），在 36℃ 分别进行需氧和厌氧培养。在需氧平板上有芽孢生长，则为嗜温性兼性厌氧芽孢杆菌；在厌氧平板上生长为一般芽孢则为嗜温性厌氧芽孢杆菌，如为梭状芽孢杆菌，应用庖肉培养基原培养液进行肉毒梭菌及肉毒毒素检验（按 GB 4789.12—2003）。

对在 55℃培养有菌生长的庖肉培养基管，涂片染色镜检。如有芽孢，则为嗜热性厌氧芽孢杆菌或硫化腐败性芽孢杆菌；如无芽孢仅有杆菌，接转于锰盐营养琼脂平板，在 55℃厌氧培养，如有芽孢则为嗜热性厌氧芽孢杆菌，如无芽孢则为嗜热性厌氧杆菌。

对有微生物生长的酸性肉汤和麦芽浸膏汤进行观察，并涂片染色镜检，按所发现的微生物类型判定。

② 罐头密封性检验：对确定有微生物繁殖的样罐均应进行密封性检验以判定该罐是否泄漏。

12. 结果判定

该批（锅）罐头食品经审查生产操作记录，属于正常；抽取样品经保温试验未胖听或泄漏；保温后开罐，经感官检查、pH 测定或涂片镜检，或接种培养，确证无微生物增殖现象，则为商业无菌。

该批（锅）罐头食品经审查生产操作记录，未发现问题；抽取样品经保温试验有一罐及一罐以上发生胖听或泄漏；或保温后开罐，经感官检查、pH 测定或涂片镜检和接种培养，确证有微生物增殖现象，则为非商业无菌。

复习作业

1. 如何判定罐头食品为商业无菌？

2. 锰盐营养琼脂、血琼脂及卵黄琼脂的作用分别是什么？

3. 思考：在罐头食品卫生检验过程中，抽样的方法有哪些，各有什么优缺点？

参考文献

［1］中华人民共和国卫生部. GB 4789.26—2013 食品微生物学检验 商业无菌检验［S］. 北京：中国标准出版社.

［2］杜红利，刘畅. 罐头制品中微生物检验方法［J］. 肉类工业，2008，11：40 - 42.

［3］张焕海，王建平. 芦笋罐头商业无菌的快速检验［J］. 食品科学，2002，23（3）：119 - 121.

［4］华玉苍，王彩红，和强，等. 厌氧菌的检测方法［J］. 酿酒科技，2001，（2）：69 - 70.

食用动物油脂的卫生检验

实验目的

掌握食用动物油脂的感官检验和主要的理化检验方法及其卫生质量的评定标准。

内容及方法

一、食用动物油脂的感官检验

（一）生脂肪的感官检验

生脂肪的感官检验项目包括颜色、气味、组织状态和表面污染程度。发生坏死病变的生脂肪，不得作为炼制食用油脂的原料。寄生有细颈囊尾蚴的肠系膜脂肪，摘除虫体后，脂肪可不受限制利用。各种动物生脂肪的感官指标见表 11 - 1。

表 11 - 1　生脂肪的感官指标

项目	良质生脂肪			次质生脂肪	变质生脂肪
	猪脂肪	牛脂肪	羊脂肪		
颜色	白色	淡黄色	白色	灰色或黄色	灰绿色或黄绿色
气味	正常	正常	正常	有轻度不愉快味	有明显酸臭气味
组织状态	质地较软、切面均匀	质地坚实、切面均匀	质地坚硬、切面均匀	质地、结构异常	质地、结构有异常
表面污染度	表面清洁干燥，无粪便及泥土污染			表面有轻度污染	表面发黏、污染严重

（二）炼制油脂的感官检验

炼制油脂的感官指标见表 11 - 2 和表 11 - 3。

表 11 - 2　食用猪油的感官指标（GB 8937—2006）

项目	状态	一级	二级
性状及色泽	凝固态	白色、有光泽、细腻、呈半软膏状	白色或微黄色，稍有光泽、细腻、呈软膏状
	熔化态	微黄色，澄清透明，不允许有沉淀物	微黄色，澄清透明
气味及滋味	凝固态	具有猪油固有的气味及滋味，并无外来的气味和味道	

表 11 - 3　食用牛油脂和羊油脂的感官指标

项目	牛油		羊油	
	一级	二级	一级	二级
15～20℃时凝固态的色泽	黄色或淡黄色	黄色或淡黄色，带淡绿色暗影	白色或淡白色	白色或微黄色，或略带淡绿色暗影
15～20℃时凝固态性状	有光泽、细腻、坚实	稍有光泽、较细腻、坚实	有光泽、细腻、坚实	稍有光泽、较细腻、坚实
熔化时的透明度	透明	透明	透明	透明
气味及滋味	正常、无杂味和异味	正常、可略带轻微焦味	正常、无杂味和异臭	正常、可略带轻微焦味

二、食用动物油脂的理化检验

（一）酸价的测定（GB/T 5009.44—2003）

1. 原理

酸价是指中和 1g 脂肪中所含游离脂肪酸所需氢氧化钾的质量（mg）。利用游离脂肪酸能溶于有机溶剂的特性，提取出油脂中的游离脂肪酸，然后用已知浓度的氢氧化钾标准溶液滴定中和，根据所消耗的氢氧化钾标准溶液的量，计算出油脂的酸价。

酸价能反映油脂品质的优劣，油脂在储存过程中，在微生物、酶和热的作用下水解，产生游离脂肪酸。其游离脂肪酸含量高，酸价也高。反之，酸价越低，油脂质量越好。

2. 试剂

①乙醚-乙醇混合液：按乙醚-乙醇（2＋1）混合。用氢氧化钾溶液（3g/L）中和至酚酞指示液呈中性。

②氢氧化钾标准滴定溶液［c（KOH）＝0.50mol/L］。

a. 配制：称取 3g 氢氧化钾，加入新煮沸过的冷水溶解，并稀释至 1000mL，混匀。

b. 标定：准确称取约 3g 在 105～110℃ 干燥至恒重的基准邻苯二甲酸氢钾，加 80mL 新煮沸过的冷水，使之尽量溶解。加 2 滴酚酞指示液，用本溶液滴定至溶液呈粉红色，0.5min 不褪色。

c. 计算：氢氧化钾标准滴定溶液的浓度按式（11-1）进行计算。

$$c（KOH）＝\frac{m}{(V_1-V_2)×0.2042} \qquad (11-1)$$

式中　　c（KOH）——氢氧化钾标准滴定溶液的实际浓度，mol/L；

　　　　m——基准邻苯二甲酸氢钾的质量，g；

　　　　V_1——氢氧化钾标准滴定溶液用量，mL；

　　　　V_2——空白试验中氢氧化钾标准滴定溶液用量，mL；

　　　　0.2042——与 1.00mL 氢氧化钾标准滴定溶液［c（KOH）＝1.000mol/L］相当的邻苯二甲酸氢钾的质量，g。

③酚酞指示液：10g/L 乙醇溶液。

3. 操作方法

称取 3.00～5.00g 混匀的油脂试样，置于锥形瓶中，加入 50mL 中性乙醚-乙醇混合液，振摇使油脂溶解，必要时可置热水中，温热促其溶解。冷至室温，加入酚酞指示液 2～3 滴，以氢氧化钾标准滴定溶液（0.50mol/L）滴定，至初显微红色，且 0.5min 内不褪色为终点。

4. 结果计算

试样的酸价按式（11-2）进行计算。

$$X＝\frac{V×c×56.11}{m} \qquad (11-2)$$

式中　　X——试样的酸价（以 KOH 计），mg/g；

V——试样消耗氢氧化钾标准溶液的体积，mL；

c——氢氧化钾标准滴定溶液的实际浓度，mol/L；

m——试样质量，g；

56.11——与1.0mL氢氧化钾标准滴定溶液［c（KOH）=1.000mol/L］相当的硝酸银的质量，g。

计算结果保留2位有效数字。

5. 精密度

在重复性条件下获得的两次独立测定结果的绝对差值不得超过算术平均值的10%。

（二）过氧化值的测定（GB/T 5009.37—2003）

1. 滴定法（第一法）

（1）原理

油脂氧化过程中产生过氧化物，与碘化钾作用，生成游离碘，以硫代硫酸钠溶液滴定，计算含量。过氧化值可作为油脂变质初期的指标，往往在油脂尚未出现酸败现象时，已有较多的过氧化物产生，这表示油脂已开始变质。

（2）试剂

1）饱和碘化钾溶液：称取14g碘化钾，加10mL水溶解，必要时微热使其溶解，冷却后贮于褐色瓶中。

2）三氯甲烷－冰乙酸混合液：量取40mL三氯甲烷，加60mL冰乙酸，混匀。

3）硫代硫酸钠标准滴定溶液［c（$Na_2S_2O_3$）=0.020mol/L］。

①配制：硫代硫酸钠标准滴定溶液［c（$Na_2S_2O_3$）=0.10mol/L］。

a. 称取17.5g硝酸银，加入适量水使之溶解，并稀释至1000mL，混匀，避光保存。

b. 需用少量硝酸银标准滴定溶液时，可精密称取约4.3g在硫酸干燥器中干燥至恒量的硝酸银（优级纯），置250mL容量瓶中，加水使之溶解并稀释至刻度，混匀，避光保存。

c. 淀粉指示液：称取0.5g可溶性淀粉，加入5mL水，搅匀后缓缓倾入100mL沸水中，随加随搅拌，煮沸2min，放冷，备用。此指示液应临用时配制。

d. 荧光黄指示液：称取 0.5g 荧光黄，用乙醇溶解并稀释至 100mL。

②标定：

a. 采用①a 配制的硝酸银标准滴定溶液的标定：准确称取约 0.2g 在 270℃ 干燥至恒重的基准氯化钠，加入 50mL 水使之溶解。加入 5mL 淀粉指示液，边摇动边用硝酸银标准滴定溶液避光滴定，近终点时，加入 3 滴荧光黄指示液，继续滴定至浑浊液由黄色变为粉红色。

b. 采用①b 配制的硝酸银标准滴定溶液不需要标定。

③计算：

由①a 配制的硝酸银标准滴定溶液的浓度按式（11-3）计算。

$$c（AgNO_3）=\frac{m}{V \times 0.05844} \qquad （11-3）$$

式中 c（$AgNO_3$）——硝酸银标准滴定溶液的实际浓度，mol/L；

　　　　m——基准氯化钠的质量，g；

　　　　V——硝酸银标准滴定溶液的体积，mL；

　　　　0.05844——与 1.00mL c（$AgNO_3$）=1.000mol/L 硝酸银标准滴定溶液相当的氯化钠的质量，g。

由①b 配制的硝酸银标准滴定溶液的浓度按式（11-4）计算。

$$c（AgNO_3）=\frac{m}{V \times 0.1699} \qquad （11-4）$$

式中 c（$AgNO_3$）——硝酸银标准滴定溶液的实际浓度，mol/L；

　　　　m——硝酸银（优级纯）的质量，g；

　　　　V——配制成的硝酸银标准滴定溶液的体积，mL；

　　　　0.1699——与 1.00mL 硝酸银标准滴定溶液［c（$AgNO_3$）=1.000mol/L］相当的硝酸银的质量，g。

c（$AgNO_3$）=0.02mol/L 硝酸银标准滴定溶液的配制：临用前取 c（$AgNO_3$）=0.1mol/L 硝酸银标准滴定溶液稀释制成。

4）淀粉指示剂（10g/L）：称取可溶性淀粉 0.50g，加少许水，调成糊状，倒入 50mL 沸水中调匀，煮沸。临用时现配。

（3）操作方法

称取 2.00～3.00g 混匀（必要时过滤）的试样，置于 250mL 碘瓶中，加

30mL 三氯甲烷－冰乙酸混合液，使试样完全溶解。加入 1.00mL 饱和碘化钾溶液，塞紧瓶盖，并轻轻振摇 0.5min，然后在暗处放置 3min。取出加 100mL 水，摇匀，立即用硫代硫酸钠标准滴定溶液（0.020mol/L）滴定至淡黄色时，加 1mL 淀粉指示液，继续滴定至蓝色消失为终点，取相同量三氯甲烷－冰乙酸溶液、碘化钾溶液、水，按同一方法做试剂空白试验。

（4）计算

试样的过氧化值按式（11－5）和式（11－6）进行计算。

$$X_1 = \frac{(V_1 - V_2) \times c \times 0.1269}{m} \times 100 \quad (11-5)$$

$$X_2 = X_1 \times 78.8 \quad (11-6)$$

式中　X_1——试样的过氧化值，g/100g；

　　　X_2——试样的过氧化值，meq/kg；

　　　V_1——试样消耗硫代硫酸钠标准滴定溶液体积，mL；

　　　V_2——试剂空白消耗硫代硫酸钠标准滴定溶液体积，mL；

　　　c——硫代硫酸钠标准滴定溶液的浓度，mol/L；

　　　m——试样质量，g；

　　　0.1269——与 1.00mL 硫代硫酸钠标准滴定溶液〔c（$Na_2S_2O_3$）＝1.000mol/L〕相当的碘的质量，g；

　　　78.8——换算因子。

计算结果保留 2 位有效数字。

（5）精密度

在重复性条件下获得的两次独立测定结果的绝对差值不得超过算术平均值的 10%。

2. 比色法（第二法）

（1）原理

试样用三氯甲烷－甲醇混合溶剂溶解，试样中的过氧化物将二价铁离子氧化成三价铁离子，三价铁离子与硫氰酸盐反应生成橙红色硫氰酸铁配合物，在波长 500nm 处测定吸光度，与标准系列比较定量。

（2）试剂

① 盐酸溶液（10mol/L）：准确量取 83.3mL 浓盐酸，加水稀释至 100mL 混匀。

② 过氧化氢（30%）。

③ 三氯甲烷＋甲醇（7＋3）混合溶剂：量取 70mL 三氯甲烷和 30mL 甲醇混合。

④ 氯化亚铁溶液（3.5g/L）：准确称取 0.35g 氯化亚铁（$FeCl_2 \cdot 4H_2O$）于 100mL 棕色容量瓶中，加水溶解后，加 2mL 盐酸溶液（10mol/L），用水稀释至刻度，该溶液在 10℃ 下冰箱内储存可稳定 1 年以上。

⑤ 硫氰酸钾溶液（300g/L）：称取 30g 硫氰酸钾，加水溶解至 100mL（该溶液在 10℃ 下冰箱内储存可稳定 1 年以上）。

⑥ 铁标准储备溶液（1.0g/L）：称取 0.1000g 还原铁粉于 100mL 烧杯中，加 10mL 盐酸（10mol/L）、0.5～1mL 过氧化氢（30%）溶解后，于电炉上煮沸 5min 以除去过量的过氧化氢。冷却至室温后移入 100mL 容量瓶中，用水稀释至刻度，混匀，此溶液每毫升相当于 1.0mg 铁。

⑦ 铁标准使用溶液（0.01g/L）：用移液管吸取 1.0mL 铁标准储备溶液（1.0mg/mL）于 100mL 容量瓶中，加三氯甲烷＋甲醇（7＋3）混合溶剂稀释至刻度，混匀，此溶液每毫升相当于 10.0μg 铁。

（3）仪器

①分光光度计。

②10mL 具塞玻璃比色管。

（4）操作方法

① 试样溶液的制备：精密称取 0.01～1.0g 试样（准确至 0.0001g）于 10mL 容量瓶内，加三氯甲烷＋甲醇（7＋3）混合溶剂溶解并稀释至刻度，混匀。

分别精密吸取铁标准使用溶液（10.0μg/mL）0mL、0.2mL、0.5mL、1.0mL、2.0mL、3.0mL、4.0mL（各相当于铁 0μg、2.0μg、5.0μg、10.0μg、20.0μg、30.0μg、40.0μg）于干燥的 10mL 比色管中，用三氯甲烷＋甲醇（7＋3）混合溶剂稀释至刻度，混匀。加 1 滴（约 0.05mL）硫氰酸钾溶液（300g/L），混匀。室温（10～35℃）下准确放置 5min 后，移入 1cm 比色皿中，以三氯甲烷＋甲醇（7＋3）混合溶剂为参比，于波长 500nm 处测定吸光度，以标准溶液各点吸光度减去零管吸光度后绘制标准曲线或计算直线回归方程。

② 试样测定：精密吸取 1.0mL 试样溶液于干燥的 10mL 比色管内，加 1

滴（约0.05mL）氯化亚铁（3.5g/L）溶液，用三氯甲烷+甲醇（7+3）混合溶剂稀释至刻度，混匀。以下按①自"加1滴（约0.05mL）硫氰酸钾溶液（300g/L）……"起依次操作。试样吸光度减去零管吸光度后与曲线比较或代入回归方程求得含量。

（5）计算

试样中过氧化值的含量按式（11-7）进行计算。

$$X = \frac{c - c_0}{m \times \dfrac{V_2}{V_1} \times 55.84 \times 2} \qquad (11-7)$$

式中　X——试样中过氧化值的含量，meq/kg；

　　　c——由标准曲线上查得试样中的铁的质量，μg；

　　　c_0——由标准曲线上查得零管铁的质量，μg；

　　　V_1——试样稀释总体积，mL；

　　　V_2——测定时取样体积，mL；

　　　m——试样质量，g；

　　　55.84——铁的相对原子质量；

　　　2——换算因子。

（6）精密度

在重复性条件下获得的两次独立测定结果的绝对差值不得超过算术平均值的10%。

（三）猪油中丙二醛的测定（GB/T 5009.181—2003）

1. 原理

猪油受到光、热、空气中氧的作用，发生酸败反应，分解出醛、酸之类的化合物。丙二醛（CHO—CH₂—CHO）就是分解产物的一种，它能与硫代巴比妥酸（TBA）作用生成粉红色化合物，在538nm波长处有吸收高峰，利用此性质即能测出丙二醛含量，从而推导出猪油酸败的程度。

2. 试剂

①硫代巴比妥酸（TBA）水溶液（0.02mol/L）：准确称取2.833g硫代巴比妥酸（TBA）溶于水中，并稀释至100mL（如TBA不易溶解，可加热至全溶，澄清，然后稀释至100mL），相当于0.02mol/L。

②三氯乙酸混合液：准确称取7.5g三氯乙酸及0.1g乙二胺四乙酸钠

（EDTA），用水溶解，稀释至 100mL。

③丙二醛标准溶液：因丙二醛不稳定，不能作为标准品，用 TEP 代替。

④丙二醛标准储备液：准确称取 0.315g 1，1，3，3—四乙氧基丙烷（E. Mesck 97％，tetraethoxypropane，简称 TEP）于 1000mL 容量瓶中，加水溶解后，加水至刻度（此溶液每毫升相当于丙二醛 100μg），置冰箱中保存。

⑤丙二醛标准使用液：临用时精确吸取 10mL 上述储备液于 100mL 容量瓶中，加水至刻度（此溶液每毫升相当于丙二醛 10μg）。

⑥三氯甲烷。

3. 仪器

恒温水浴箱；离心机（2000r/min）；分光光度计；100mL 有盖三角瓶；25mL 纳氏比色管；100mm×13mm 试管；定性滤纸；水蒸气蒸馏装置。

4. 操作方法

（1）试样处理

准确称取在 70℃ 水浴上熔化的猪油液 10g，置于 100mL 有盖三角瓶内，加入 50mL 三氯乙酸混合液，振摇 0.5h（保持猪油熔融状态，如冷结，即在 70℃ 水浴上略微加热使之熔化后继续振摇），用双层滤纸过滤，除去油脂、滤渣，重复用双层滤纸过滤一次。

（2）测定

准确吸取上述滤液 5mL 置于 25mL 纳氏比色管内，加入 5mLTBA 溶液，混匀，加塞，置于 90℃ 水浴锅内保温 40min，取出，冷却 1 h，移入小试管内，离心 5min，上清液倾入 25mL 纳氏比色管内，加入 5mL 三氯甲烷，摇匀，静置，分层，吸出上清液于 538nm 波长处比色。同时做空白试验。

（3）标准曲线准备

用含量分别为 1μg、2μg、3μg、4μg、5μg 的丙二醛标准溶液做上述步骤处理，根据浓度与吸光度关系做标准曲线。于具塞刻度试管中，各管加水补至 5mL。给各管加 TBA 试剂 5mL，盖塞，混匀，置沸水浴中加热 30min，取出，置冷水中冷却 10min，用零管调节零点，于分光光度计波长 535nm 处测定吸光度，并绘制标准曲线。

5. 计算

试样中丙二醛的含量按式（11-8）进行计算。

$$丙二醛含量（mg/100g）= \frac{(A_1 - A_2) \times 100}{m \times \frac{5}{50} \times 1000} \quad (11-8)$$

式中　A_1——从标准曲线上查得的测定试样中丙二醛的质量，μg；

　　　A_2——从标准曲线上查得的试剂空白中丙二醛的质量，μg；

　　　m——试样质量，g。

三、食用动物油脂的卫生标准

食用动物油脂的卫生评价，应以感官检验结合实验室检验进行综合卫生评定。感官指标发生明显酸败变化的油脂，无论其实验室检验结果如何，都不得食用。

《食用动物油脂卫生标准》（GB 10146—2015）规定了动物油脂的卫生指标要求。

1. 原料要求

炼制食用动物油脂的生脂肪原料应符合相应的国家标准和有关规定。

2. 感官要求

无异味、无酸败味。

3. 理化指标

理化指标应符合表11-4的规定。

表 11-4　食用动物油脂理化指标

项目	指标
酸价（KOH）（mg/g）	
猪油	≤1.5
牛油、羊油	≤2.5
过氧化值（g/100g）	≤0.20
丙二醛（mg/100g）	≤0.25
铅（Pb）（mg/kg）	≤0.2
总砷（以 As 计）（mg/kg）	≤0.1

4. 食品添加剂

①食品添加剂质量应符合相应的标准和有关规定。

②食品添加剂的品种和使用量应符合 GB 2760—2012 的规定。

5. 卫生评定

感官指标无明显变化或变化轻微，理化指标符合国家卫生标准，但接近或已达到国家卫生标准理化指标的最高限量值，且醛和过氧化物反应呈阳性，说明油脂已处于酸败初期阶段，不得继续贮存，必须迅速利用。

感官指标有明显酸败变化的生脂肪和油脂不得作为食用油。醛和过氧化物反应均呈明显的阳性，理化指标超过国家卫生标准，此种油脂为变质油脂，不得作为食用油。

🔖 **复习作业**

1. 食用动物油脂的理化检验包括哪些指标的测定？

2. 简述过氧化氢值的测定原理，并说明过氧化氢值对食用动物油脂的影响？

3. 思考：食用动物油脂酸价的测定除本实验所讲述的方法外，还有哪些方法？

参考文献

[1] 张彦明，佘锐萍. 动物性食品卫生学［M］. 第 4 版. 北京：中国农业出版社，2009.

[2] 张彦明主编. 动物性食品卫生学实验指导［M］. 北京：中国农业出版社，2006.

[3] 本章参考标准有 GB 8937—2006、GB/T 5009.44—2003、GB/T 5009.37—2003、GB/T 5009.181—2003、GB 10146—2015、GB 2760—2014 等。

病、死畜禽肉的鉴定

实验目的

掌握病、死畜禽肉感官检验的基本方法，熟悉理化检验的原理、基本操作过程及安全卫生处理方法。

内容及方法

病、死畜禽肉指患病或因病死亡的畜禽胴体及分割的肉品，这类肉品品质不良，甚至携带病原，要引起足够重视。本实验方法适用于对未经检疫的没有经浸泡、熟制及化学药品处理的猪、牛、羊及家禽等病死动物胴体、分割肉品的鉴别，可参考 DBS22011—2013《吉林省食品安全地方标准：病死畜禽肉鉴别技术规范》。

一、感官检验

1. 样品采集、运输及保存

采集畜禽胴体腿部、背部、胸部等肌肉各150g，或已分割肉品300g，装入编号的采样瓶中，冷藏运输。样品到达实验室后应在 24 h 内进行理化检验，如不能及时检验应于 −20℃保存。

2. 检验方法

主要包括视、嗅、触、剖等过程。肉眼观察畜禽肉的皮肤、肌肉和脂肪的色泽、组织性状及深层组织的变化；通过嗅觉器官检查畜禽肉有无异常气味；以手触摸检查组织的弹性、黏性、软硬度及肿物；解剖若干部位的皮肤、肌肉、脂肪、淋巴结等，以检查其形状、色泽是否正常。

3. 检验内容

①放血状况：病、死畜禽肉呈暗红色或黑红色，脂肪染成淡红色，肌肉

断面上可见一处或多处暗红色血液浸润区；血管内有较多血液，呈紫红色；血液中有时可见气泡；宰杀刀口切面平整不外翻，刀口周围组织稍有或全无血液浸润现象；有血液坠积性淤血。

②皮肤：病、死畜禽皮肤有出血点、淤血点（出血斑）、坏死、结痂和黄染等变化；禽皮肤呈紫红色、暗黑色、铁青色，冠、髯呈紫红色、青紫色、紫黑色，拔毛不净，毛孔突出，一侧性血液沉积；典型的可见全身皮肤呈紫红色或青紫色。

③肌肉：病、死畜禽肌肉无弹性，灰暗无光，或呈暗红色、黑红色，松软发黏；剥皮肉的表面常见血珠渗出；切面呈暗红色或紫色，常有暗红色或黑红色血珠渗出。

④脂肪：病、死畜禽脂肪呈淡红色、黄红色或绿色。

⑤淋巴结：病、死畜禽淋巴结肿胀、充血、出血；切面呈紫红色、暗红色或黑红色。

4. 结果判定

①感官检查时发现放血状况异常或皮肤异常中的一项，可判定为病、死畜禽肉。

②感官检查时发现检测样品具有肌肉异常、脂肪异常或淋巴结异常中一项，可判定为疑似病、死畜禽肉，需要进一步进行理化检验。

二、病、死畜禽肉理化检验

1. 主要器材

检验刀、剪刀、镊子、电子天平、微型绞肉机、试管架、试管、小滴管、带塞试管、100mL 锥形瓶、100mL 烧杯、培养皿、酒精灯、样品瓶、样品稀释瓶、微量加样器、滤纸条、记号笔。

2. 主要试剂

5% 愈创木酯酊，3% 过氧化氢溶液，5% 硫酸铜溶液，5% 草酸溶液，4% 氢氧化钠溶液，1% 甲酚蓝乙醇溶液，0.5% 硝酸银溶液，40% 盐酸溶液，1% 高锰酸钾溶液。

3. 检验方法

①滤纸条血液浸润法：将试验用干滤纸裁成长 5 cm、宽 0.5 cm 的滤纸条，取滤纸条将其一端插入被检肉品的新切口内 1～2 cm 深，经 2～3 min 观

察浸润情况。

滤纸条被血样液浸润且超出插入部分2mm以上为阳性（＋），无血样浸润为阴性（－）。

②愈创木酯酊反应法：从采样肉品切取片状肌肉（3cm×2cm×0.5cm）一块，将新鲜切面朝上平置于培养皿中，在肉片上滴加5%愈创木酯酊5mL、3%过氧化氢溶液5~10滴。

被检肉片变为深蓝色，肉片周围溶液呈深蓝色，为阳性（＋）；被检肉片不变颜色，肉片周围溶液呈淡蓝色环或无变化，为阴性（－）。

③硫酸铜浸液（肉汤）反应法：称取样品肌肉10g，剪碎，置于100mL锥形瓶中，加入蒸馏水30mL，搅匀后加塞，置水浴中煮沸10min，趁热过滤，即为1:3肉汤，冷却至室温，待检。已知健康动物肉品肉汤制作方法同被检样品肉汤。

取试管3支，分别设定为试验管、对照管Ⅰ、对照管Ⅱ。试验管加入被检肉品肉汤2mL，对照管Ⅰ加入已知健康动物肉品肉汤2mL，对照管Ⅱ加入蒸馏水2mL。分别向3支试管加入5%硫酸铜溶液5滴，混匀、静置，观察反应。

试管内肉汤出现明显浑浊为阳性（＋），试管内肉汤澄清透明为阴性（－），加入蒸馏水的试管内液体颜色不发生变化。

④微生物内毒素呈色反应法：无菌称取样品肌肉10g，剪碎；加入灭菌生理盐水20mL，4%氢氧化钠溶液10滴，研磨成粥状，置于100mL锥形瓶中；加热至沸腾，冷却，滴加5%草酸溶液5滴，过滤，即为1:2提取液，待检。已知健康动物肉品提取液制作方法同被检样品提取液。

取灭菌试管3支，分别设定为试验管、对照管Ⅰ、对照管Ⅱ，试验管加入待检样品提取液2mL、对照管Ⅰ加入健康动物肉品提取液2mL，对照管Ⅱ加入灭菌生理盐水2mL，分别向3支试管滴加1%甲酚蓝乙醇溶液1滴，然后分别向3支试管加入0.5%硝酸银溶液3滴，再分别向3支试管滴加40%盐酸溶液1滴，将3支试管振荡混匀后，分别滴加1%高锰酸钾溶液2~3滴，振荡混匀，观察结果。

试管内肉品提取液显示蓝紫色或蓝绿色，为阳性（＋）；试管内猪肉提取液显红紫色或红褐色，牛、羊肉提取液显浅褐色，禽肉提取液显灰白色，为阴性（－）；加入蒸馏水的试管内液体颜色不发生变化。

4. 结果判定

疑似病、死畜禽肉的理化检验，符合下列结果之一的，判定为病死畜禽肉。

①滤纸条血液浸润法或愈创木酯酊反应法检验结果为阳性（＋）的。

②硫酸铜浸液（肉汤）反应法检验结果为阳性（＋）的。

③微生物内毒素呈色反应法检验结果为阳性（＋）的。

5. 被检样品和废弃物处理

被检样品自发出检验报告后，需保存6个月方可进行无害化处理。检测废弃物及到期的样品需经高温、高压等无害化处理。

 复习作业

1. 病、死畜禽肉有哪些感官特性，如何对其进行感官检验？

2. 通过理化检验后，如何判定该肉品是否为病、死畜禽肉？

3. 思考：硫酸铜浸液反应法及微生物内毒素反应法的反应原理是什么？

参考文献

[1] 张彦明，佘锐萍. 动物性食品卫生学［M］. 第四版. 北京：中国农业出版社，2009.

[2] 白建，黄素珍. 病死畜禽肉的快速检验技术［J］. 新兽医，2005（12）：39－42.

[3] 王学天，宋文成，曹云福，等. 畜禽病害肉确认鉴定与规范处理［J］. 中国动物检疫，2001，18（4）：14－15.

乳与乳制品的卫生检验

🔬 实验目的

乳与乳制品是营养成分配比合理、生理功能比较全面的理想食品，可哺育婴儿，为儿童、孕妇、老人和患者补充营养，对于改善人民生活，增进人体健康具有重要的作用。

🔬 内容及方法

一、乳的采样规则及检验程序

（一）生鲜牛乳采样规则及检验程序

1. 采样规则

每次取样量最少为 250mL。

取样时要将牛乳混合均匀。在贮乳缸取样应开动搅拌器。如果采取数桶乳的混合试样，可根据每桶乳的重量，再按重量比例决定每桶乳中应采样的数量，然后将所采试样集中在同一个试样瓶中，混匀即可。一般取样量为 0.2 % ～1% 。

牛乳试样应贮于 2～6℃温度中保存，以防变质。

2. 检验试样的准备

临检验时，应将试样置于 15～20℃水浴中，保温 10～15min，然后充分摇匀，供检验用。

3. 检验程序

①验收牛乳时，应先做感官鉴定，是否有异常气味，如酸味、牛粪味、腥味和煮熟乳气味等。用搅拌器搅匀牛乳时，需观察下列异常点。

a. 色泽是否带红色、绿色或明显的黄色。

b. 是否有大量杂质，如煤屑、豆渣、牛粪、尘埃和昆虫等。

c. 牛乳是否发黏或有凝块。

②测定比重（密度）和脂肪，按公式求出牛乳的近似成分，或测定其干物质。

③测定酸度。

④当有疑问时，按具体情况检查有无防腐剂、掺杂物和病牛乳。

⑤各项简单的试验与检验，均于验收牛乳时进行，并做出牛乳等级的决定。如有疑问或争执时，其正式鉴定应由化验室按所采试样进行检验。

（二）消毒、灭菌牛乳取样规则和检验程序

1. 取样规则

①产品应按生产班次分批，连续生产不能分别按班次分批者，则按生产日期分批。

②产品应分批编号，按批号取样检验。取样量为1万瓶（袋）以下者抽2瓶（袋），1万～5万瓶（袋）者每增加1万瓶（袋）增抽1瓶（袋），5万瓶（袋）以上者，每增加2万瓶（袋）增抽1瓶（袋）。所取样品应贴上标签，标明下列各项：

a. 产品名称；b. 工厂名称及生产日期；c. 采样日期及时间；d. 产品数量及批号。

③厂外取样气温在20℃以上时，应备冷藏箱。冷藏温度应在2～6℃。所取样品应及时检验。如果在1h内不能检验者，应贮于2～6℃的冷库或冰箱内。

2. 检验程序

①所取各批样品均应进行容量（或重量）鉴定。其容量（或重量）与标签上标明之容量（或重量）差不应超过±1.5%。

②每批样品中至少有1瓶（袋）做微生物检验，其余做感官和理化检验。

③相对密度（比重）、酸度、细菌总数和大肠菌群为每批必检项目，脂肪、全乳固体、杂质度、致病菌和有毒有害物质应由工厂化验室和卫生防疫部门定期抽检。

二、生鲜牛乳和消毒、灭菌乳的卫生检验

以下引用乳与乳制品卫生标准的分析方法（GB 19301—2010），但为了读者更好地理解和应用，增加了部分内容。

（一）感官检查

呈乳白色或稍带微黄色的胶态液体，无沉淀、无凝块、无杂质，具有新鲜牛乳固有的香味，无异味。

（二）乳相对密度（比重）的测定

本标准规定牛乳密度为 ρ_4^{20}，即牛乳在20℃时的质量与同体积4℃水的质量比值。

1. 原理

乳的相对密度是乳在20℃时单位容量的质量与同容量4℃时水的质量之比。乳的比重是指在15℃时乳的单位容量的质量与同容量15℃时水的质量之比。乳的相对密度（比重）用特别的乳稠计测定。

乳的相对密度是乳组成成分的相对密度的总和，可随乳成分的变化而发生变动。蛋白质、乳糖或盐类的含量增加，则乳的相对密度（比重）增加；相反，则乳的相对密度（比重）降低。乳脂肪含量增加，则乳的相对密度降低。若乳的相对密度（比重）低于最低标准数则为掺水乳；若乳的相对密度（比重）高于最高标准数则为脱脂肪乳。

2. 仪器

①乳稠计：有20℃/4℃及15℃/15℃两种。前者较后者测得的结果低2°，可作校正值。乳稠计刻度有2种，一种是15°～40°，相当于相对密度1.015～1.040。另一种是直接标有1.010～1.040。

②温度计：0～100℃。

③玻璃圆筒或200～250mL量筒：圆筒高度应大于乳稠计的长度，其直径大小应在沉入乳稠计时其周边和圆筒内壁的距离不小于5mm。

3. 操作方法

①取混匀并调节温度为10～25℃的乳样，小心倒入250mL量筒中至容积的3/4处，勿产生泡沫并测量试样温度。

②小心将乳稠计沉入乳样中到相当于乳稠计标尺上的30°刻度处，然后

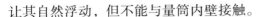

让其自然浮动，但不能与量筒内壁接触。

③静止 2～3min，眼睛对准筒内牛乳液面的高度，即在新月形表面的凹点处读取乳稠计数值。

④根据乳样的温度和乳稠计读数查表 13 – 1 换算成 20℃时的度数。相对密度与乳稠计刻度关系如式（13 – 1）。

$$X = (\rho_4^{20} - 1.000) \times 1000 \qquad (13 - 1)$$

式中　X——乳稠计读数；

　　　ρ_4^{20}——试样的相对密度。

当用 20℃/4℃乳稠计、温度在 20℃时，读数代入公式（13 – 1）即可算出相对密度；测量时试样温度不在 20℃时，要查表 13 – 1 换算成 20℃时的度数，再代入公式（13 – 1）。

表 13 – 1　乳稠计读数变为温度 20℃时的度数换算表

乳稠计读数	牛乳温度（℃）															
	10	11	12	13	14	15	16	17	18	19	20	21	22	23	24	25
25	23.3	23.5	23.6	23.7	23.9	24.0	24.2	24.4	24.6	24.8	25.0	25.2	25.4	25.5	25.8	26.0
26	24.2	24.4	24.5	24.7	24.9	25.0	25.2	25.4	25.6	25.8	26.0	26.2	26.4	26.6	26.8	27.0
27	25.1	25.3	25.4	25.6	25.7	25.9	26.1	26.3	26.5	26.8	27.0	27.2	27.5	27.7	27.9	28.1
28	26.0	26.1	26.3	26.5	26.6	26.8	27.0	27.3	27.5	27.8	28.0	28.1	28.5	29.0	29.2
29	26.9	27.1	27.3	27.5	27.6	27.8	28.0	28.3	28.5	28.8	29.0	29.2	29.5	29.7	30.0	30.2
30	27.9	28.1	28.3	28.5	28.6	28.8	29.0	29.3	29.5	29.8	30.0	30.2	30.5	30.7	31.0	31.2
31	28.8	29.0	29.2	29.4	29.6	29.8	30.0	30.3	30.5	30.8	31.0	31.2	31.5	31.7	32.0	32.2
32	29.8	30.0	30.2	30.4	30.6	30.7	31.0	31.2	31.5	31.8	32.0	32.3	32.5	32.8	33.0	33.3
33	30.7	30.8	31.1	31.3	31.5	31.7	32.0	32.2	32.5	32.8	33.0	33.3	33.8	34.1	34.4
34	31.7	31.9	32.1	32.3	32.5	32.7	33.0	33.2	33.5	33.8	34.0	34.3	34.4	34.8	35.1	35.3
35	32.6	32.8	33.1	33.3	33.5	33.7	34.0	34.2	34.5	34.7	35.0	35.3	35.5	35.8	36.1	36.3
36	33.5	33.8	34.0	34.3	34.4	34.7	34.9	35.2	35.6	35.7	36.0	36.2	36.5	36.7	37.0	37.3

4. 计算

牛乳试样温度为 18℃，用 20℃/4℃的乳稠计测得读数为 28°，得相对密度为 1.028；换算成温度 20℃时的相对密度，查表 13 – 1（18℃，28°读数）应为 27.5°，即 20℃时的牛乳相对密度为 1.0275。

如若计算全乳固体，则可换算成 15℃/15℃ 的乳稠计度数。这可直接从 20℃/4℃ 的乳稠计读数 29.0° 加 2° 求得，即 29.0°+2°=31.0°。

经验计算法：如果手头没有牛乳温度换算表，则可根据经验计算。以 20℃/4℃ 乳稠计为例，乳样温度每比 20℃ 低 1℃，要从乳稠计读数内减去 0.2°，而温度每比 20℃ 高 1℃，要给乳稠计读数加 0.2°，计算举例如下：

20℃/4℃ 乳稠计读数	30°
乳温	18℃
温度差	(18−20)℃=−2℃
温度上的修正	(−2)×0.2=−0.4℃
乳的相对密度（ρ_4^{20}）	30°−0.4°=29.6°，即 1.0296

（三）乳脂的测定

GB/T 5009.46−2003 规定可采用哥特里 – 罗兹法、盖勃法、巴布科克法和伊尼霍夫碱法测定乳脂。

1. 哥特里 – 罗兹法

（1）原理

利用氨溶液使乳中酪蛋白的钙盐成为可溶性钙盐，使结合的脂肪游离，用乙醚从乳中提取脂肪，干燥至恒量，称其质量得乳中脂肪量。

（2）试剂

氨水，乙醇，乙醚，石油醚（沸程 30～60℃）。

（3）仪器

抽脂瓶，内径 2.0～2.5cm，容积 100mL。

（4）操作方法

吸取 10.0mL 试样于抽脂瓶中，加入 1.25mL 氨水，充分混匀，置 60℃ 水浴中加热 5min，再振摇 2min，加入 10mL 乙醇，充分摇匀，于冷水中冷却后，加入 25mL 乙醚，振摇 0.5min，加入 25mL 石油醚，再振摇 0.5min，静置 30min，待上层液澄清时，读取醚层体积。放出醚层于一已恒重的烧瓶中，记录体积，蒸馏回收乙醚，置烧瓶于 98～100℃ 干燥 1h 后称量，再置 98～100℃ 干燥 0.5h 后称量，直至前后两次质量相差不超过 1mg。

（5）计算

试样中的脂肪含量按式（13−2）进行计算。

$$X = \frac{m_1 - m_0}{m_2 \times \frac{V_1}{V_0}} \times 100 \qquad (13 - 2)$$

式中　X——试样中脂肪的含量，g/100g；

　　　m_1——烧瓶加脂肪质量，g；

　　　m_0——烧瓶质量，g；

　　　m_2——试样质量（吸取体积乘以牛乳的相对密度），g；

　　　V_0——读取乙醚层总体积，mL；

　　　V_1——放出乙醚层体积，mL。

计算结果保留两位有效数字。

（6）精密度

在重复条件下获得的两次独立测定加工的绝对差值不得超过算术平均值的5%。

2. 盖勃法

（1）原理

在牛乳中加入硫酸破坏牛乳胶质性和覆盖在脂肪球上的蛋白质外膜，离心分离脂肪后测量其体积。

（2）试剂

硫酸（相对密度1.820~1.825），异戊醇。

（3）仪器

乳脂离心机，盖勃乳脂计（最小刻度值为0.1%）。

（4）操作方法

于乳脂计中先加入10mL硫酸，再沿着管壁小心准确加入11mL试样，使试样与硫酸不要混合，然后加1 mL异戊醇，塞上橡皮塞，使瓶口向下，同时用布裹住以防冲出，用力振摇使其成均匀棕色液体，静置数分钟（瓶口向下），置65~70℃水浴中5 min，取出后放乳脂离心机中以1000 r/min的转速离心5min，再置65~70℃水浴水中，注意水浴水面应高于乳脂计脂肪层，5min后取出，立即读数，即为脂肪的百分数。

3. 巴布科克法

（1）原理

同盖勃法。

（2）试剂

同盖勃法。

（3）仪器

乳脂离心机，巴布科克乳脂瓶。

（4）操作方法

准确吸取 17.6 mL 试样，倒入巴布科克乳脂瓶中，再取 17.5 mL 硫酸，沿瓶颈缓缓流入瓶中，将瓶颈回旋，使充分混合，至其成均匀棕色液体。置乳脂离心机上，以约 1000r/min 的转速离心 5 min，取出，置 80℃以上水浴中，加入 80℃以上的水至瓶颈基部，再置离心机中离心 2 min，取出后再置 80℃水浴中，加入 80℃以上的水至脂肪浮到 2 或 3 刻度处，再置离心机中离心 2 min，取出后置 55～60℃水浴中，5 min 后，取出，立即读数，即为脂肪的百分数。

4. 伊尼霍夫法

（1）原理

同盖勃法。

（2）试剂

① 碱溶液：称取 15g 氢氧化钠，加 150mL 水使溶解。另称取 20g 无水碳酸钠，加 200mL 水使溶解。再取 37.5g 氯化钠溶于水后，将这三种溶液混合并加水稀释至 500 mL，用脱脂棉过滤，贮存于带橡皮塞的玻璃瓶中。

②异戊醇 - 乙醇混合液 （65 + 105）mL。

（3）仪器

盖勃乳脂计。

（4）操作方法

取盖勃乳脂计，小心加入 10mL 碱溶液，再加入 11 mL 试样与 1 mL 异戊醇 - 乙醇混合液，用特制橡皮塞塞紧，小心摇匀，至产生泡沫为止。将塞向上，放入 70～73℃水浴中，加温 10min，5 min 后小心振摇一次，待 10min 后取出，将其反转使塞向下，再于 70～73℃水浴中静置 10～15min （时间长短取决于泡沫消失的速度），然后取出读取其脂肪层读数，即为脂肪的百分数。

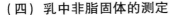

（四）乳中非脂固体的测定

1. 甲法

（1）操作方法

取直径 5~7cm 的玻璃皿，加 20g 精制的海砂，在 95~105℃ 干燥 2h，于干燥器中冷却 0.5h，称量，并反复干燥至恒量；称取 5mL 试样于恒量的皿内，称量，置水浴上蒸干，擦去皿外的水渍，于 95~105℃ 干燥 3h，取出放干燥器中冷却 0.5h，称量，再于 95~105℃ 干燥 1h，取出冷却后称量，至前后两次质量相差不超过 1.0mg。

（2）计算

① 试样中总固体的含量按式（13－3）进行计算。

$$X = \frac{m_1 - m_2}{m_3 - m_2} \times 100 \quad （13－3）$$

式中　X——试样中总固体的含量，g/100g；

　　　　m_1——皿和海砂加试样干燥后质量，g；

　　　　m_2——皿和海砂质量，g；

　　　　m_3——皿和海砂加试样质量，g。

② 试样中非脂固体的含量按式（13－4）进行计算。

$$X = X_1 - X_2 \quad （13－4）$$

式中　X——试样中非脂固体的含量，g/100g；

　　　　X_1——试样中总固体的含量，g/100g；

　　　　X_2——试样中脂肪的含量，g/100g。

计算结果保留两位有效数字。

（3）精密度

在重复条件下获得的两次独立测定结果的绝对差值不得超过算术平均值的 5%。

2. 乙法

利用式（13－5）和式（13－4），可由上述测得的乳稠计（15℃/15℃）读数及脂肪含量计算总固体的含量。如用 20℃/4℃ 乳稠计时，应将测得的读数加上 2°，然后按式（13－5）计算。

$$X = 0.25X_1 + 1.2X_2 + 0.14 \quad （13－5）$$

式中　　X——试样中总固体的含量，g/100g；

　　　　X_1——乳稠计上刻度读数；

　　　　X_2——试样中脂肪的含量，g/100g。

试样中非脂固体的含量按式（13-4）计算。

（五）乳新鲜度的检验

乳新鲜度的检验方法有多种，但现行国家标准（GB 13901—2010）只将酸度作为新鲜度指标，其他方法仅供参考。

1. 酸度

（1）原理

新鲜正常的乳酸度为 16～18°T，乳的酸度由于微生物的作用而增高。酸度（°T）是指以酚酞作指示剂，中和 100mL 乳中的酸所需氢氧化钠标准溶液（0.1000mol/L）的毫升数。

（2）试剂

1）酚酞指示液：称取 0.5g 酚酞，用少量乙醇溶解并定容至 500mL。

2）氢氧化钠标准溶液 [c（NaOH）=0.1mol/L]。

①配制：

a. 氢氧化钠饱和溶液：称取 120 g 氢氧化钠，加 100 mL 水，振摇使之溶解成饱和溶液，冷却后置于聚乙烯塑料瓶中，密塞，放置数日，澄清后备用。

b. c（NaOH）=0.1 mol/L 氢氧化钠标准滴定溶液：量取 5.6 mL 澄清的氢氧化钠饱和溶液，加适量新煮沸过的冷水至 1000 mL 摇匀。

c. 酚酞指示液：称取酚酞 1g 溶于适量乙醇中再稀释至 100mL。

②标定：准确称取约 0.6 g 在 105～110℃ 干燥至恒量的基准邻苯二甲酸氢钾，加 80 mL 新煮沸过的冷水，使之尽量溶解。加 2 滴酚酞指示液，用本溶液滴定至溶液呈粉红色，0.5 min 不褪色。

同时做空白试验。

③计算：氢氧化钠标准滴定溶液的浓度按式（13-6）进行计算。

$$c（NaOH）=\frac{m}{(V_1-V_2)\times0.2042}\qquad（13-6）$$

式中　　c（NaOH）——氢氧化钠标准滴定溶液的实际浓度，mol/L；

　　　　m——基准邻苯二甲酸氢钾的质量，g；

V_1——氢氧化钠标准滴定溶液用量，mL；

V_2——空白试验中氢氧化钠标准滴定溶液用量，mL；

0.2042——与1.00mL氢氧化钠标准滴定溶液〔c（NaOH）= 1.000mol/L〕相当的邻苯二甲酸氢钾的质量，g。

（3）仪器

碱式滴定管，150mL锥形瓶，10mL吸管，50mL量筒。

（4）操作方法

精密吸取10mL乳样于150mL锥形瓶中，加20mL经煮沸冷却后的水及3～5滴酚酞指示液，混匀，用氢氧化钠标准滴定溶液（0.1000mol/L）滴定至初现粉红色，并在0.5min内不褪色为止。消耗的氢氧化钠标准滴定溶液（0.1000mol/L）的毫升数乘以10，即为滴定酸度（°T）。

（5）精密度

在重复条件下获得的两次独立测定结果的绝对差值不得超过0.5mL。

注：滴定酸度终点判定标准颜色的制备方法为，取测定酸度的同批和同数量的乳样10mL，置于150mL锥形瓶中，加入20mL水及3滴0.005%碱性品红溶液，摇匀后，作为该试样滴定酸度终点判定的标准颜色。

2. 酒精试验

（1）原理

乳中的酪蛋白等电点为4.6，鲜乳的pH为6.8，鲜乳中的酪蛋白处于等电点的碱性方面，故酪蛋白胶粒带负电荷；另外，酪蛋白胶粒具有强亲水性，由于水化作用周围形成一水化层，故酪蛋白以稳定的胶体状态存在于乳中。

酒精有脱水作用，当加入酒精后，酪蛋白胶粒周围水化层被脱掉，胶粒变成只带负电荷的不稳定状态。当乳的酸度增高或因某种原因盐类平衡发生变化而Ca^{2+}增加时，H^+或Ca^{2+}与负电荷作用，胶粒变为电中性而发生沉淀。

经试验证明，乳的酸度与引起酪蛋白沉淀的酒精浓度存在着一定的关系，故可利用不同浓度的酒精测定被检乳样，以是否结絮来判定乳的酸度。

（2）试剂

中性酒精68°、70°和72°（酒精计上的读数）。

（3）仪器

试管、吸管。

（4）操作方法

取 2～3mL 乳样注入试管中，加入等量的中性酒精，迅速充分混合后观察结果。

（5）结果判定

在 68°酒精中不出现絮片者，滴定酸度低于 20°T；在 70°酒精中不出现絮片者，酸度低于 19°T；在 72°酒精中不出现絮片者，酸度低于 18°T。

3. 美蓝（亚甲蓝）试验

（1）原理

细菌在牛乳中生长繁殖时，产生还原酶，还原酶具有使某些有机染料（如美蓝）褪色的性能。乳中细菌数越多，发生褪色的时间越短。根据褪色的快慢，即可判定乳被细菌污染的程度。

（2）试剂

美蓝溶液：5mL 饱和美蓝的乙醇溶液加 195mL 水，混匀。

（3）仪器

25mL 试管，刻度吸管，水浴锅，恒温箱。（玻璃器皿均需灭菌。）

（4）操作方法

取 20mL 乳样加于试管中，然后在水浴中加热至 38～40℃，加入 1mL 美蓝溶液，加橡胶塞（经过灭菌的）后混匀，将试管置于 38～40℃恒温箱或水浴中，经过 20min、2h 和 5.5h 各观察 1 次褪色情况。

（5）结果判定

根据褪色时间将牛乳分为 4 个等级（表 13 - 2）。

表 13 - 2　美蓝试验牛乳新鲜度判定标准

级别	乳的质量	褪色时间	相当每毫升牛乳中细菌数
1	良好	＞5.5h	＜500000
2	合格	2～5.5h	500000～4 000000
3	差	20min～2h	4 000000～20000000
4	劣	＜20min	＞20000000

（六）消毒效果试验（磷酸酶测定）

1. 原理

生牛乳中含有磷酸酶，它能分解有机磷酸化合物成为磷酸及原来与磷酸相结合的有机单体。牛乳经消毒后，磷酸酶失去效用，在同样条件下就不能分解有机磷酸化合物。利用苯基磷酸双钠在碱性缓冲溶液中被磷酸酶分解产生苯酚，苯酚再与2，6-双溴醌氯酰胺起作用显蓝色，蓝色深浅与苯酚含量成正比，即与消毒的彻底与否成反比。

2. 试剂

①中性丁醇：沸点115～118℃。

②吉勃酚试剂：称取0.04g 2，6-双溴醌氯酰胺溶于10mL乙醇中，置棕色瓶中于冰箱内保存，临用时新配。

③硼酸盐缓冲液：称28.472g硼酸钠（$Na_2B_4O_7 \cdot 10H_2O$），溶于900mL水中，加3.27g氢氧化钠或81.75 mL氢氧化钠溶液（40g/L），加水稀释至1000mL。

④缓冲基质溶液：称取0.05 g苯基磷酸双钠结晶，溶于10 mL磷酸盐缓冲溶液中，加水稀释至100mL，临用时配制。

3. 操作方法

吸取0.50 mL试样，置带塞试管中，加5 mL缓冲基质溶液，稍振摇后置36～44℃水浴或培养箱中10min，然后加6滴吉勃酚试剂，立即摇匀，静置5min，有蓝色出现表示消毒处理不够，为增加灵敏度，可加2mL中性丁醇，反复完全倒转试管，每次倒转后稍停使气泡破裂，分离出丁醇，然后观察结果，并同时做空白对照试验。

（七）乳房炎乳的检验

乳房炎乳属于异常乳，因乳中含有溶血性链球菌、金黄色葡萄球菌、绿脓杆菌和大肠埃希菌等致病菌以及小球菌、芽孢菌等腐败菌，严重影响乳的卫生质量。由于奶牛乳房发生炎症，上皮细胞坏死、脱落进入乳汁中，白细胞也会增加，甚至有血和脓。因此，收购生乳时应加强乳房炎乳的检验。

1. 氯糖数的测定

（1）原理

氯糖数是指乳中氯离子的百分含量与乳糖的百分含量之比。正常牛乳中氯与乳糖的含量有一定的比例关系，健康牛乳中氯糖数不超过4，而乳房炎乳的氯糖数增高，据此可对乳房炎乳（尤其是隐性乳房炎乳）进行检测。

（2）试剂

硫酸铝溶液（200g/L），氢氧化钠溶液（2mol/L），铬酸钾溶液

（100g/L），硝酸银溶液（0.02817mol/L）：取4.788g硝酸银，溶解后用水定容至1000mL。此液每毫升相当于氯1mg。

（3）仪器

酸式滴定管，200mL容量瓶，250mL锥形瓶，吸管。

（4）操作方法

① 乳糖的测定（此处略，详见GB 19301—2010）。

② 氯化物的测定：吸取20mL乳样，注入200mL容量瓶中，加入10mL硫酸铝溶液（200g/L）及8mL氢氧化钠溶液（2mol/L），混合均匀，加水至刻度线处，均匀过滤。取100mL滤液，注入250mL锥形瓶中，加入10mL铬酸钾溶液（100g/L），用硝酸银溶液（0.02817 mol/L）滴定至红砖色。

注：滴定前，需用石蕊试纸测定将要滴定的混合液体的酸碱性，如果呈酸性，则需用氢氧化钠溶液中和至中性后再滴定。

（5）计算

乳中氯的含量按式（13-7）计算，氯糖数按式（13-8）计算。

$$X_1 = \frac{V_1 \times 10}{1.030 \times 1000} \qquad (13-7)$$

式中　X_1——乳中氯的含量，g/100g；

　　　V_1——滴定时消耗的硝酸银溶液的体积，mL；

　　　1.030——正常牛乳的相对密度，ρ_4^{20}；

　　　10——把滴定时用的乳样量换算成100mL所需系数。

$$X = \frac{X_1 \times 100}{L} \qquad (13-8)$$

式中　X——氯糖数（氯∶乳糖）；

　　　X_1——乳样中氯的含量，g/100g；

　　　L——乳样中乳糖的含量，g/100g；

　　　100——把氯离子含量校正成与乳糖含量相当时所需的系数。

（6）结果判定

氯糖数＞6时，说明该乳来自患乳房炎的奶牛。

2. 凝乳检验法

（1）试剂

称取60g碳酸钠（$Na_2CO_3 \cdot 10H_2O$，化学纯）溶于100mL蒸馏水中，称取40g无水氯化钙溶于300mL蒸馏水中，二者需均匀搅拌、加温、过滤，然

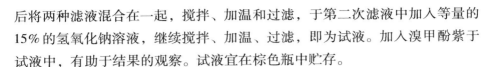

后将两种滤液混合在一起，搅拌、加温和过滤，于第二次滤液中加入等量的15%的氢氧化钠溶液，继续搅拌、加温、过滤，即为试液。加入溴甲酚紫于试液中，有助于结果的观察。试液宜在棕色瓶中贮存。

（2）仪器

平皿（白色），吸管。

（3）操作方法

取乳样3mL于白色平皿中，加0.5mL试液，立即回转混合，10s后观察结果。

（4）结果判定

判定标准见表13－3。

表13－3 凝乳法检验乳房炎乳的判定标准

现象	结果
无沉淀及絮片	－（阴性）
稍有沉淀发生	±（可疑）
有片条状沉淀	＋（阳性）
产生黏稠性团块，并随之分为薄片	＋＋（强阳性）
有持续性黏稠性团块（凝胶）	＋＋＋（强阳性）

3. 血与脓的检出

（1）试剂

用小刀尖取少量的二氨基联苯（联苯胺），将其溶解在盛有2mL 96%乙醇的试管内，加入2mL 3%过氧化氢溶液，摇匀后再加入3～4滴冰乙酸。

（2）操作与结果

在二氨基联苯试剂中，加入4～5mL牛乳，在20～30s后，如果乳中有血和脓存在时，液体呈深蓝色。

4. 体细胞计数

乳中细胞含量的多少是衡量乳房健康与否及乳卫生质量是否达标的标志之一。正常牛乳中体细胞含量一般不超过50万个/毫升，平均26万个/毫升。当奶牛患有乳房炎时，乳中体细胞数超过50万个/毫升。为了防止乳房炎乳混入原料乳中，可采用体细胞计数（somatic cell count）的方法检测乳房炎乳。

5. 电导率测定

正常牛乳的电导率为0.004～0.005S/cm。奶牛患乳房疾病时，乳中盐类含量增加，电导率增高为 0.0065 ~ 0.0130S/cm 。可用电导率仪测定乳的电导率来检测乳房炎乳。

此外，还可采用溴麝香草酚蓝（BTB）检验法、过氧化氢酶法（H_2O_2 玻片法）、烃基（烷基）硫酸盐检验法（CMT）等方法检验乳房炎乳。

（八）乳中有毒有害物质的检验

1. 乳中有害化学物质含量的测定

现行国家标准规定应测定铅、无机砷和黄曲霉毒素的含量。

2. 乳中农药残留量的测定

现行国家标准规定应测定六六六和滴滴涕的含量，其他农药残留量测定按有关规定执行。

3. 乳中兽药残留量的测定

以下是中华人民共和国国家标准鲜乳中抗生素残留量检验（GB/T 4789.27—2008）。

本标准适用于能杀灭嗜热乳酸链球菌的各种常用抗生素的检验。

（1）设备和材料

① 冰箱： -20 ~ 4℃ 。

② 恒温培养箱：36℃ ±1℃ 。

③ 恒温水浴锅：36℃ ±1℃ 、79℃ ±1℃ 。

④ 托盘扭力天平：0 ~ 100 g ，精度至 0.01g。

⑤ 灭菌吸管：1mL（具 0.01mL 刻度）、10mL（具 0.1mL 刻度）。

⑥ 灭菌试管：16mm ×160mm。

⑦ 100℃温度计。

⑧ 蜡笔。

（2）菌种、培养基和试剂

① 菌种：嗜热乳酸链球菌。

② 脱脂乳：经 113℃ 灭菌 20min。

③ 4% 2，3，5 - 氯化三苯四氮唑（TTC）水溶液：称取 1gTTC，溶于 5mL 灭菌蒸馏水中，装褐色瓶内于 7℃冰箱保存，临用时用灭菌蒸馏水稀释至 5 倍。如果溶液变为玉色或淡褐色，则不能再用。

（3）检验程序

鲜乳中抗生素残留量检验程序见图 13 -1。

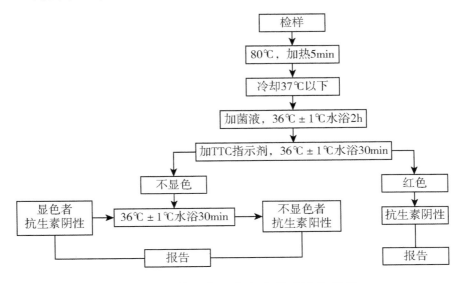

图 13 -1　鲜乳中抗生素残留量检验程序

（4）操作方法

① 菌液制备：将菌种移种脱脂乳，经 36℃ ±1℃ 培养 15h 后，将灭菌脱脂乳 1 ：1 稀释待用。

② 取检样 9 mL，置 16 mm×160 mm 试管内，80 水浴加热 5 min 冷却至 37℃ 以下，加菌液 1 mL，36℃ ±1℃ 水浴培养 2 h，加 TTC 0.3 mL，36℃ ±1℃ 水浴培养 30 min，观察如为阳性，再于水浴中培养 30min 进行第二次观察，每份检样两份，另外再做阴性和阳性对照各一份，阳性对照管用无抗生素的乳 8 mL 加抗生素及菌液和 TTC。阴性对照管用无抗生素乳 9 mL 加菌液和 TTC。

③ 判断方法：准确培养 30min 观察结果，如为阳性，再继续培养 30min 进行第二次观察。观察时要迅速，避免光照过久发生干扰。乳中有抗生素存在，则检样中虽加菌液培养物，但因细菌的繁殖受到抑制，因此指示剂 TTC 不还原，不褪色。与此相反，如果没有抗生素存在，则加入菌液即行繁殖，TTC 被还原而显红色。也就是说，检样呈乳的原色时为抗生素阳性，呈红色时抗生素为阴性。具体内容见表 13 -4 和表 13 -5。

表 13 - 4　抗生素检测的颜色判断

显色状态	判断
未显色	阳性
微红色	可疑
桃红色 - 红色	阴性

表 13 - 5　检测各种抗生素的灵敏度

抗生素名称	最低检出量/单位
青霉素	0.004
链霉素	0.5
庆大霉素	0.4
卡那霉素	5

（九）乳的微生物学检验

鲜乳、消毒乳和灭菌乳的微生物指标包括菌落总数、大肠菌群和致病菌（仅限于沙门菌、金黄色葡萄球菌和志贺菌）。

三、掺假掺杂乳的检验

（一）掺水乳的检验

1. 硝酸银法

（1）原理

正常乳中氯化物含量很低，一般不超过 0.14%。但各种天然水中都含有较多的氯化物，故掺水乳中氯化物含量随掺水量增多而增高，利用硝酸银与氯化物反应可检测之。其反应式如下：

$$AgNO_3 + Cl^- \rightarrow AgCl\downarrow + NO_3^-$$

检验时，先在被检乳中加 2 滴 10% 重铬酸钾溶液，硝酸银与乳中氯化物反应完后，剩余的硝酸银便与重铬酸钾反应生成黄色的重铬酸银：

$$2AgNO_3 + K_2Cr_2O_7 \rightarrow Ag_2Cr_2O_7 + 2KNO_3$$

由于氯化物的含量不同，则反应后的颜色也有差异，据此鉴别乳中是否掺水。

（2）试剂

重铬酸钾溶液（100g/L），硝酸银溶液（5g/L）。

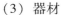

（3）器材

吸管，试管。

（4）操作方法

取 2mL 乳样放入试管中，加入 2 滴重铬酸钾溶液（100g/L），摇匀，再加入 4mL 硝酸银溶液（5g/L），摇匀，观察颜色。同时用正常乳做对照。

（5）结果判定

正常乳呈柠檬黄色；掺水乳呈不同程度的砖红色。此法反应比较灵敏，在乳中掺水 5% 即可检出。

2. 计算法

（1）原理

利用测得乳样的比重和含脂率，计算出总固体和非脂固体；再采牛舍乳样测得其比重和含脂率，计算出总固体和非脂固体，两者比较，即可确定市售乳掺水情况。

（2）计算

按式（13 - 9）计算乳中掺水量。

$$掺水量（\%）= \frac{E - E_1}{E} \times 100 \qquad （13 - 9）$$

式中　E——牛舍乳样或标准规定的非脂固体含量，g/100g；

　　　E_1——被检乳样中的非脂固体含量，g/100g。

（二）掺碱的检验

为了掩盖牛乳的酸败，降低牛乳的酸度，作伪者向生鲜牛乳中加入少量的碱（碳酸钠或碳酸氢钠）。但加碱后的牛奶滋味不佳，也宜于腐败菌生长，同时还将乳中某些维生素破坏，于人的健康不利。因此，对生鲜牛乳中掺碱的检测具有一定的卫生学意义。

1. 溴麝香草酚蓝法（GB 19301—2010）

（1）原理

鲜牛乳中加碱后，氢离子浓度发生变化，可使酸碱指示剂（如溴麝香草酚蓝）变色，由颜色的不同，判断加碱量的多少。

（2）试剂

溴麝香草酚蓝 - 乙醇溶液（0.4g/L）。

（3）操作方法

取 5mL 乳样置试管中，将试管保持倾斜状态，沿管壁小心加入 5 滴溴麝香草酚蓝 – 乙醇溶液，将试管轻轻斜转 2～3 回，使其更好地相互接触，切勿使液体相互混合，然后将试管垂直放置，2min 后根据环层指示剂颜色的特征确定结果，同时用已知未掺碱的鲜乳做空白对照试验。

（4）结果判定

按环层颜色变化界限判定结果（表 13 – 6）。

2. 玫瑰红酸定性法

（1）原理

同溴麝香草酚蓝法。

（2）试剂

0.05% 玫瑰红酸乙醇溶液。

（3）操作方法

取 5mL 乳样于试管中，加入 5 滴玫瑰红酸乙醇溶液，用手指堵住管口，摇匀，观察结果。同时用已知未掺碱乳做空白对照试验。

（4）结果判定

掺入碱时呈玫瑰红色，且掺入越多，玫瑰色越深；未掺碱者呈黄色。

表 13 – 6　溴麝香草酚蓝法掺碱试验判定标准

鲜乳中含碳酸氢钠的浓度（%）	环层颜色特征
0	黄色
0.03	黄绿色
0.05	淡绿色
0.10	绿色
0.30	深绿色
0.50	青绿色
0.70	淡青色
1.0	青色
1.5	深青色

3. 牛乳灰分碱度测定法

（1）原理

牛乳中加入的碳酸钠和有机酸钠盐经高温灼烧后，均能转化为氧化钠，溶于水后形成氢氧化钠，其含量可用标准酸滴定求出。

（2）试剂

盐酸标准溶液（0.1000 mol/L），1%酚酞指示液。

（3）仪器

高温电炉（1000℃），电热恒温水浴锅，瓷坩埚，锥形瓶、玻璃漏斗等。

（4）操作方法

①取20mL乳样于瓷坩埚中，置水浴上蒸干，然后在电炉上灼烧成灰。

②灰分用50mL热水分数次浸渍，并用玻璃棒捣碎灰块，过滤，滤纸及灰分残块用热水冲洗。

③滤液中加入3~5滴酚酞指示液，用0.1000 mol/L盐酸标准溶液滴定至粉红色，在0.5min内不褪色为止。

（5）计算

被检牛乳中碳酸钠含量按式（13-10）进行计算。

$$X = \frac{V_1 \times 0.1000 \times 0.053}{V_2 \times 1.030} \times 100 \qquad (13-10)$$

式中　X——被检牛乳中碳酸钠含量，g/100g；

V_1——滴定所消耗盐酸标准溶液（0.1000 mol/L）的体积，mL；

V_2——试样的体积，mL；

0.053——1mL盐酸标准溶液（0.1000 mol/L）对应0.053g碳酸钠的质量，g；

1.030——正常牛乳的平均相对密度，（ρ_4^{20}）。

结果判定：正常牛奶灰分的碱度以碳酸钠计为0.01g/100g~0.012g/100g，超过此值为掺入中和剂。

（三）掺淀粉（米汁）、豆浆乳的检验

掺水后牛奶变稀薄，为了增加乳的稠度，作伪者常向乳中加入淀粉、米汁或豆浆等胶体物质，从而达到掩盖掺水的目的。

1. 掺淀粉和米汁乳的检验

（1）原理

一般淀粉中都存在着直链淀粉与支链淀粉两种结构，其中直链淀粉可与碘生成稳定的络合物，呈现深蓝色，据此对乳中加入的淀粉或米汁进行检测。

（2）试剂

① 碘溶液：将 2g 碘和 4g 碘化钾溶解并定容至 100mL 即可。

② 20% 醋酸。

（3）仪器

中试管，1mL、5mL 吸管。

（4）操作方法

① 甲法：适用于加入淀粉或米汁较多的情况。吸取 5mL 乳样注入试管中，稍稍煮沸，待冷却后，加入 3～5 滴碘溶液，观察试管内颜色变化。

② 乙法：适用于加入淀粉、米汁较少的情况。取 5mL 乳样注入试管中，再加入 20% 醋酸 0.5mL，充分混合后过滤于另一试管中，适当加热煮沸，以后操作同甲法。

（5）结果判定

如果牛奶中掺有淀粉、米汁，则出现蓝色或蓝青色，如掺入糊精类，则为紫红色。

2. 掺豆浆乳的检验

（1）原理

豆浆中含有皂角素，可溶于热水或酒精中，然后可与氢氧化钠（或氢氧化钾）生成黄色化合物，据此进行检测。

（2）试剂

① 醇醚混合液：乙醇和乙醚等量混合。

② 氢氧化钠（钾）溶液（250g/L）。

（3）仪器

200mm×20mm 试管，2mL、5mL 刻度吸管。

（4）操作方法

取 2mL 乳样于试管中，加入 3mL 醇醚混合液，充分混匀，加入 25% 氢氧化钠（钾）液 5mL，混匀，在 5～10min 内观察颜色变化。同时用纯牛乳做对照。

（5）结果判定

如掺入 10% 以上豆浆，则试管中液体呈微黄色；纯牛乳呈乳白色。

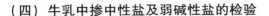

（四）牛乳中掺中性盐及弱碱性盐的检验

牛乳中掺入中性盐或弱碱性盐，是为了增加乳的比重或中和牛乳的酸度，以掩盖乳中掺水或牛乳酸败。常见的有食盐、芒硝（硫酸钠），碳酸铵等。

1. 掺食盐的检验

（1）原理

乳样中的氯离子含量较多时，可与硝酸银作用，生成氯化银沉淀，并与铬酸钾作用呈色。

（2）试剂

① 铬酸钾溶液（100g/L）。

② 硝酸银溶液（0.01mol/L）。

（3）操作方法

吸取5mL硝酸银溶液（0.01mol/L）于试管中，加2滴铬酸钾溶液（100g/L），混匀，加被检乳1mL，充分混匀，观察试管中颜色变化，同时做空白对照试验。

（4）结果判定

如试管中溶液呈黄色，说明牛奶中氯离子的含量大于0.14%。正常乳中氯离子含量为0.09%~0.12%。

2. 掺芒硝的检验

（1）原理

掺入芒硝（$Na_2SO_4 \cdot 10H_2O$）的牛奶中含有较多的SO_4^{2-}离子，可与氯化钡作用，生成硫酸钡沉淀，并与玫瑰红酸钠作用呈色。本法的检出灵敏度为100mg/L。

（2）试剂

① 20%醋酸溶液。

② 1%氯化钡溶液（10g/L）。

③ 1%玫瑰红酸钠乙醇溶液。

（3）操作方法

吸取被检乳5mL于试管中，加1~2滴20%醋酸，4~5滴氯化钡溶液（10g/L），2滴1%玫瑰红酸钠乙醇溶液，混匀，静置，观察试管中颜色变化。同时做空白对照试验。

（4）结果判定

掺芒硝牛乳呈玫瑰红色，而不含芒硝的牛乳为淡褐黄色。

3. 掺碳酸铵的检验

（1）原理

牛乳中的 NH^{4+} 或 NH_3 与碘化钾和碘化汞的复盐试液（纳氏试剂）生成黄色的碘化二亚汞铵化合物。本法检测灵敏度为 600mg/L。

（2）试剂（纳氏试剂）

称取 45.5g 碘化汞（HgI_2），34.9g 碘化钾，溶于约 100mL 水中。在另一大烧瓶内加约 500mL 水，加 112g 氢氧化钾，混匀，使溶解，此液会发热，待冷至室温时将上述两液混合，并用水补足至 1000mL。静置 2~3d 后，取上清液贮于聚乙烯塑料瓶中，备用。

（3）操作方法

取 5mL 被检牛乳于试管中，加 6~7 滴纳氏试剂，摇匀，观察颜色及混浊情况。同时应做空白对照试验。

（4）结果判定

如牛奶中掺有碳酸铵，则试管中溶液呈黄色或淡橙色，正常乳颜色无变化。

（五）牛乳中掺牛尿、尿素、蔗糖等非电解质的检验

尿素、蔗糖为非电解质晶体物质，在水中不发生电离。当这些物质掺入牛乳后使牛乳相对密度调至正常，但冰点、酸度、脂肪含量均低于正常值。

1. 掺牛尿的检验

（1）原理

牛尿中含有肌酐，乳样经去蛋白质后，在碱性条件下（pH = 12），肌酐与苦味酸盐作用，生成橙红色的苦味酸肌酐（红烯醇式），本法灵敏度为 2%。

（2）试剂

① 钨酸蛋白沉淀剂：水 800mL，0.34mol/L 硫酸 100mL，85% 磷酸 0.1mL，钨酸钠（100g/L）10mL。将上述试剂依次加入水中，混合均匀。

② 氢氧化钠溶液（100g/L）。

③ 碱性苦味酸盐试剂：取 5mL 饱和苦味酸，加 1mL 氢氧化钠溶液（100g/L），临用前混合。

（3）仪器

离心机、吸管、试管等。

（4）操作方法

取 5mL 乳样于试管中，加 5mL 钨酸蛋白沉淀剂，摇匀，离心，取上清液 5mL 于另一试管中，加 4～5 滴氢氧化钠溶液（100g/L），再加 0.5mL 碱性苦味酸盐试剂，充分混匀，放置 15min，观察试管中液体颜色的变化。同时应做空白对照试验。

（5）结果判定

如牛乳中掺入牛尿，则呈红褐色，正常乳仍为苦味酸试剂固有的黄色。

2. 掺尿素的检验

（1）原理

在酸性条件下，乳样中的尿素与亚硝酸钠作用，生成黄色物质。而当乳样中无尿素时，亚硝酸钠与对氨基苯硝酸发生重氮反应，其产物与 α – 萘胺起偶氮作用，生成紫红色。

（2）试剂

① 亚硝酸钠溶液（10g/L）。

② 浓硫酸。

③ 格里斯试剂：称取 89g 酒石酸、10g 对氨基苯磺酸，1g α – 萘胺，混合研磨成粉末，贮于棕色试剂瓶中，暗处保存。

（3）操作方法

取 3mL 待检乳于试管中，加 1mL 亚硝酸钠溶液（10g/L），1mL 浓硫酸，摇匀放置 5min。待泡沫消失后，加 0.5g 格里斯试剂，摇匀，观察试管中液体颜色的变化。同时做空白对照试验。

（4）结果判定

如牛乳中掺有尿素，则试管中颜色呈黄色；正常牛乳试管中颜色为紫红色。

3. 掺蔗糖的检验

（1）甲法——联苯胺法

① 试剂：

a. 醋酸铅 – 氨水溶液：将 250g 醋酸铅溶解于 600mL 水中，再加入

250mL 的氢氧化铵溶液 (150g/L) (相对密度 0.944)。

b. 联苯胺试剂：10mL 的联苯胺酒精溶液 (100g/L)、25mL 冰醋酸及 65mL 浓盐酸混合即成。

c. 斐林液：

甲液：取 34.639g 硫酸铜溶于水中，加入 0.5mL 浓硫酸，加水至 500mL。

乙液：取 173g 酒石酸钾钠及 50g 氢氧化钠溶解于水中，稀释至 500mL，静置 2d 后过滤，备用。

② 操作方法及判定：

a. 取 30mL 牛乳，水浴加热到 80~90℃，加入 30mL 醋酸铅－氨水溶液，用力摇动半分钟，过滤。取无色透明滤液 3mL，加入等容积的联苯胺试剂，摇匀，并在沸水浴上保持 10min 后观察结果，若乳中掺有蔗糖，则变为深蓝色。当在水浴内保持时间超过 10min 以上时，痕量的乳糖存在也可能出现淡蓝色。

b. 为了排除乳糖等还原糖的干扰，可设对照，即取 4mL 滤液，加入等容积的斐林液（甲液、乙液各 2mL），置沸水浴内加热，如果联苯胺的反应明显（呈现蓝色），而没有还原斐林液的颜色时（即无红褐色出现），则证明有蔗糖存在。此法可检测出 0.1%~1.0% 的蔗糖。

（2）乙法——间苯二酚法

① 原理：在酸性条件下，乳样中的蔗糖与间苯二酚作用，呈现红色。

② 试剂：浓盐酸；间苯二酚。

③ 操作方法：取 30mL 乳样于 50mL 锥形瓶中，加入 2mL 浓盐酸混合，过滤。取滤液 15mL，加入 1g 间苯二酚，置于沸水浴中 5min，观察颜色变化。同时应做空白对照试验。

④ 结果判定：如牛奶中掺蔗糖，则试管中液体呈红色。

（3）丙法——蒽酮法

① 试剂：称取 0.1g 蒽酮，溶于 100mL 硫酸溶液 (1＋3) 中，临用时配制。

② 操作方法及判定：取 1mL 乳样，加 2mL 蒽酮试剂，若乳中有蔗糖存在，5min 内显透明绿色。

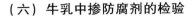

（六）牛乳中掺防腐剂的检验

我国规定，鲜牛乳中不得加入任何防腐剂。但是，有的人为了防止生鲜牛乳酸败，乱用化学防腐剂，尤其是食品卫生标准中没有列入的、对人体健康有危害的化学防腐剂。因此，检测牛乳中是否掺有防腐剂具有重要的卫生学意义。

1. 硼酸、硼砂的检验

（1）原理

姜黄试纸被硼酸或其盐类的酸性溶液润湿后烘干时，有棕红色的斑点出现。加酸时，斑点的颜色不改变，加碱时则变为蓝绿色或墨绿色。

（2）试剂

a. 盐酸（6mol/L）。

b. 碳酸钠溶液（40g/L）。

c. 氢氧化钠溶液（0.1mol/L）。

d. 姜黄试纸：称取20g姜黄粉末，用冷水浸渍4次，每次各100mL，除去水溶性物质后，残渣在100℃干燥。加100mL乙醇，浸渍数日，过滤。取1cm×8cm滤纸条，浸入溶液中，取出，于空气中干燥，贮于有色玻璃瓶中。

（3）仪器

瓷坩埚，高温炉，水浴锅，表面皿。

（4）操作方法

a. 取20mL乳样于瓷坩埚中，加碳酸钠溶液（40g/L）至呈碱性，置水浴上蒸干。

b. 移至电炉上小火炭化，再移至高温炉（500℃）中灰化，取出冷却。加10mL水后加热煮沸，使残渣溶解，放冷，过滤。滤液滴加盐酸（6mol/L）使呈酸性。

c. 把姜黄试纸浸入酸性的滤液中，片刻后取出，将试纸置于表面皿上，置60℃干燥，观察颜色变化，在其变色部分熏以氨水，再观察颜色变化。

（5）结果判定

如牛乳中有硼酸、硼砂存在时，第一次试纸显红色或橙红色，第二次试纸显绿黑色。

注：结果判定也可采取焰色反应。在瓷坩埚中，加硫酸及乙醇各数滴，直接点火，如有硼酸或硼砂存在时，火焰呈绿色。

2. 水杨酸、苯甲酸的检验

（1）试剂

氢氧化钠溶液（100g/L），盐酸，无水乙醚，无水硫酸钠，氨水（1+1），三氯化铁溶液（10g/L），亚硝酸钾溶液（100g/L），50%乙酸，硫酸铜溶液（100g/L）。

（2）仪器

水浴锅，200mL锥形瓶，分液漏斗，吸管，试管等。

（3）操作方法

取100mL乳样于锥形瓶中，加5mL氢氧化钠溶液（100g/L），搅匀，再加10mL硫酸铜溶液（100g/L），搅匀。

过滤、收集于分液漏斗中，加5mL盐酸，75mL乙醚，用力振摇2min，收集乙醚层于另一分液漏斗中。加5mL水洗涤乙醚层，反复几次，收集乙醚，经无水硫酸钠脱水，微温除去乙醚。

残渣加1mL氨水（1+1）溶解，置水浴锅上蒸干，加2mL水溶解。

取残留物溶解水溶液1mL于试管中，加数滴三氯化铁溶液（10g/L），观察试管中液体颜色的变化。

（4）结果判定

a. 初步判定：如试管中液体呈肉色沉淀，疑有苯甲酸；如产生深紫色，则疑有水杨酸。

b. 确证试验：取残渣溶于少量热水中，冷后加4~5滴亚硝酸钾溶液（100g/L），4~5滴50%乙酸，1滴硫酸铜溶液（100g/L），混匀，煮沸0.5h，放置片刻，如有水杨酸时呈血红色，苯甲酸不显色。

3. 甲醛的检验

（1）甲法——变色酸法

① 原理：在硫酸溶液中，乳中的甲醛与变色酸（1，7-二羟基萘-3，5-二磺酸）作用生成紫红色化合物。本法检出限为0.1mg/L。

② 试剂：

a. 浓硫酸。

b. 变色酸溶液：称取2.5g 1，7-二羟基萘-3，5-二磺酸［$C_{10}H_4$（$NaSO_3$）$_2$（OH）$_2$］溶于水中，稀释至25mL。如有沉淀，过滤除去。

③ 操作方法：取1mL乳样于试管中，加0.5mL变色酸液和6mL浓硫酸，

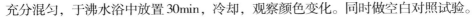

充分混匀，于沸水浴中放置 30min，冷却，观察颜色变化。同时做空白对照试验。

④ 结果判定：如牛乳中有甲醛，则显紫红色。

（2）乙法——溴化钾法

① 试剂：

a. 稀硫酸（水∶硫酸为 1∶5）

b. 溴化钾结晶。

② 操作方法：取 3mL 稀硫酸于试管中，加溴化钾结晶一小粒，摇匀，立即沿管壁加牛乳 1mL，观察颜色变化。同时做空白对照试验。

③ 结果判定：牛乳中有甲醛存在，则显紫色环带。本法检出限为 20mg/L。

4. 过氧化氢（H_2O_2）的检验

（1）甲法——碘化钾-淀粉法

① 试剂：碘化钾淀粉溶液。将 3g 淀粉用 5 ~ 10mL 凉水混匀，然后边搅拌边加沸水至 100mL，在此溶液内溶入 3g 纯碘化钾。此试剂极不稳定，不宜贮存。

② 操作方法：取 5mL 检样乳于试管中，加 0.5mL 碘化钾淀粉溶液，充分混合后，观察乳的颜色变化。

③ 结果判定：如 10min 后乳仍为白色，则表示乳中无过氧化氢；如乳略变蓝色，则表示乳中有过氧化氢。假如乳中有微量的过氧化氢存在，则应将乳放在 80 ~ 85℃ 的温度下加温数分钟，然后重新用上述方法检查。

（2）乙法——五氧化二钒（V_2O_5）法

① 试剂（五氧化二钒试剂）：称取 1g 五氧化二钒溶解于 100mL 稀硫酸（硫酸 + 水 = 6 + 94）中。

② 操作方法：取 10mL 乳样，加入 10 ~ 20 滴五氧化二钒试剂，混合后观察颜色变化。

③ 结果判定：若液体呈粉红色或红色，说明有过氧化氢存在。

5. 次氯酸盐及氯胺的检验

① 试剂：

a. 碘化钾溶液：称取 7g 碘化钾溶解于 100mL 水中，临用前配制。

b. 稀盐酸（1 + 2）：100mL 盐酸与 200mL 水混合均匀。

c. 淀粉液：取 1g 淀粉置于烧杯中，用少量水（约 5mL）搅匀后，缓缓倾入 100mL 沸水中，随加随搅拌，煮沸 2min，冷却。

② 操作方法：

a. 取 5mL 乳样，置于试管中，加入 1.5mL 碘化钾溶液，充分摇匀，注意观察牛乳的颜色变化。

b. 如无颜色变化，加入 4mL 稀盐酸，用玻璃棒充分搅匀，注意观察凝乳的颜色。

c. 然后将试管置入 85℃ 的水浴中，保温 10min（加热期间，凝乳即向上浮到表面），取出迅速置冷水中冷却，注意观察凝乳与液体的颜色变化。

d. 最后将 0.5～1mL 淀粉液加到凝乳下面液体中，应注意观察颜色变化。

③ 结果判定：根据表 13-7，即可得出检验结果。

表 13-7　次氯酸盐及氯胺检测的反应结果

有效氯浓度	1/1000	1/2000	1/5000	1/10000	1/25000	1/50000
操作①	淡黄褐	深黄	微黄褪色	—	—	—
操作②	淡黄褐	深黄	浅黄	—	—	—
操作③	淡黄褐	深黄	黄色	黄色	微黄	淡黄
操作④	蓝紫	蓝紫	蓝紫	暗红紫	红紫	微红紫

6. 重铬酸钾的检验

① 试剂：硝酸银溶液（20g/L）。

② 操作方法：取 2mL 乳样注入试管中，加等量硝酸银溶液（20g/L），混匀后观察其颜色变化，同时做空白对照试验。

③ 结果判定：若溶液呈淡红色或红黄色，则表示乳中含有重铬酸钾。

（七）牛乳中掺石灰水、洗衣粉的检验

1. 掺石灰水的检验

①原理：正常牛乳含钙量小于 1%，加入硫酸钠溶液、玫瑰红酸钠溶液及氯化钡溶液后呈现红色；如牛乳中掺有石灰水，则生成硫酸钙沉淀，呈白土色。

②试剂：硫酸钠溶液（10g/L），氯化钡溶液（10g/L），玫瑰红酸钠溶液（10g/L）。

③操作方法：取 5mL 乳样于试管中，加入硫酸钠溶液（10g/L）、玫瑰红酸钠溶液（10g/L）及氯化钡溶液（10g/L）各 1 滴，观察颜色变化。同时做空白对照试验。

④结果判定：正常牛乳呈红色；掺石灰水的牛乳呈白土色沉淀，本法的灵敏度为 100mg/L。

2. 掺洗衣粉的检验

①原理：牛乳中掺洗衣粉后，十二烷基磺酸钠在紫外光照射下发银白色荧光。

②仪器：紫外线分析仪（365nm）。

③操作方法：取 10mL 乳样于蒸发皿中，在暗室中置波长 365nm 的紫外线分析仪下观察荧光。同时设空白对照试验。

④结果判定：如牛乳中掺洗衣粉，则发出银白色荧光；正常牛乳无荧光，呈乳黄色。本法检测的灵敏度为 1g/L。

复习作业

1. 影响乳与乳制品质量的因素有哪些？

2. 鲜乳存放期间微生物的变化有哪些？

3. 试述原料乳的验收方法及其原理。

4. 乳新鲜度的检验方法有哪些？

5. 什么是生理异常乳？

参考文献

［1］蒋建芳，刘英华，王昭英. 乳与乳制品中酸度测定方法的探讨［J］. 中国卫生检验杂志，2003，13（06）：759.

［2］覃华菁. 乳与乳制品中三聚氰胺高效液相色谱检测方法的改进［J］. 中国卫生检验杂志，2009，19（07）：1677.

［3］钱学新，曹运德. 牛奶新鲜度鉴定和掺假的检验［J］. 中国畜牧业，2000（8）.

［4］王金敏. 鲜奶掺假的鉴别检验［J］. 山东食品科技，2004，6（3）：9.

［5］任春晓，杨丽霞，吴丹主. 乳及乳制品中有毒有害物质的检测方法［J］. 食品安全导刊，2014（9）：70－71.

［6］姚俊卿，杨步图. 牛奶中加入硼酸、苯甲酸、甲醛等防腐剂的快速检验方法［J］. 中国畜禽种业，2005（3）：26－28.

蛋与蛋制品的卫生检验

实验目的

掌握鲜蛋和皮蛋的感官检查方法和实验室检验的主要内容，熟悉鲜蛋和皮蛋实验室检验的主要方法和安全卫生评价。

内容及方法

一、鲜蛋的卫生检验

（一）样品的采集

蛋的检验，由于经营鲜蛋的环节多、鲜蛋的数量大，往往来不及一一进行检验，故可采取抽检的方法进行检验。对长期冷藏的鲜蛋、用化学方法贮藏的鲜蛋，在储存过程中应经常进行抽检，以便发现问题及时处理。抽样场所应清洁、无污染物，光线充足，并有必要的抽样工具。抽样用工具、容器清洁卫生，以防止容器污染样品。需要进行微生物检测的样品，其采样工具、容器应灭菌处理。

1. 鲜蛋产品抽样数量

以同一养殖场、同一天生产的同一品种、同一规格产品为一个批次。

（1）散装：以同一规格产品为一个批次，每批抽样 2%。

（2）箱装：按批次取样，每 100 箱取样 3 箱，每增 100 箱增加取样 1 箱，尾数不足 100 箱但超过 30 箱则增加取样 1 箱。

2. 进出口蛋与蛋制品抽样

同一原料来源、同一品种、同一包装日期的产品构成商品批，或以出口报检批次构成商品批。≤500 箱则抽取 5~8 箱，501~1000 箱则抽取 9~12

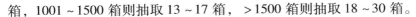

箱，1001～1500 箱则抽取 13～17 箱，＞1500 箱则抽取 18～30 箱。

3. 抽取感官检验样品

鲜蛋每件取样数量不少于 5%，皮蛋、咸蛋每件取样数量不少于 3%，干蛋和冰蛋每件取样数量不少于 250g。

4. 抽取理化检验样品

按四分法缩取，每份样品不少于 500g；对小包装产品视情况按批随机取多包混合，总量不得少于 500g。所有样品一式两份，供检验和留样。

盛放抽取样品的容器上应标明报检号、样品名称、生产日期、数量、产品批号、取样人等信息，标记应牢固。取样结束后应尽快将样品送往实验室检测。如不能及时运送应妥善保存，冷冻样品应存放在 -18℃以下冰箱或冷藏库内。

（二）检验方法

1. 感官检查

（1）检查方法

鲜蛋的感官检查主要依靠眼看、手摸、耳听和鼻嗅进行综合判定。

拿出待检蛋，先用肉眼仔细观察蛋的大小、形状、色泽，蛋壳的完整性、洁净度、有无霉斑等，然后仔细检查蛋壳表面有无裂纹和破损。再利用手指摸蛋的表面和掂重，之后将 2 个蛋放在手中使其相互碰击，细听其声，还可嗅蛋的表面有无异常气味。

必要时打开蛋壳检查下列指标：蛋黄状况、蛋白状况、系带状况、气味和滋味等。

（2）判定标准

① 鲜蛋：蛋壳表面常有一层粉状物，蛋壳清洁完整，无斑点，无粪污；蛋壳平滑无凹凸，壳壁坚实，相碰时声音清脆而不发哑声；手感发沉。

② 陈蛋：蛋表皮的粉霜脱落，颜色油亮或乌黑，碰撞响声空洞，在手中掂有轻飘感。打开时蛋黄扁平，蛋黄膜松弛，蛋白稀薄，浓蛋白减少，稀蛋白增多，系带松弛。

③ 劣质蛋：蛋的形态、色泽、清洁度和完整性等方面有一定的缺陷。如腐败变质蛋外壳常呈灰白色，打开时若为散黄蛋，则蛋黄、蛋白相混，浓蛋白极少或无，无异味；若为泻黄蛋，则蛋黄和蛋白变稀、浑浊，有不愉快

气味；若为孵化或漂洗过的蛋，外壳异常光滑，气孔显露；若为霉蛋，外壳多污秽不洁，常有大理石样斑纹，蛋白发生溶解，蛋黄和蛋白混合，蛋白颜色变黑，并带有霉味。

④ 破损蛋：蛋壳上出现裂纹（也称为哑子蛋，是指鲜蛋受压或振动使蛋壳破裂有缝隙，而壳内膜没有破，相碰时发出响声）、硌窝（鲜蛋受压或振动使蛋壳局部破裂凹下而壳内膜没有破）或流清（鲜蛋受压或碰撞而破损，蛋壳和壳内膜破裂，蛋白液外流）。

2. 透视检查法

一般在暗室或弱光的环境中进行，利用照蛋器的灯光来透视检蛋，可观察气室的大小、内容物的透光程度、蛋黄移动的阴影，以及蛋内有无污斑、黑点和异物等。该方法简便易行，且对蛋品的质量没有损伤，因此，应用比较广泛。

（1）检验方法

① 照蛋：将蛋的大头向上紧贴照蛋器的照蛋孔，使蛋的纵轴与照蛋器约成30°倾斜，先观察气室大小和内容物的透光程度，然后上下、左右轻轻转动，根据蛋内容物移动情况来判断气室的稳定状态和蛋黄、胚盘的稳定程度，以及蛋内有无污斑、黑点和其他异物等。

② 气室测量：蛋在贮存过程中，由于蛋内水分不断蒸发，致使气室空间日益增大。因此，测定气室的高度，有助于判定蛋的新鲜程度。

气室的测量是由特制的气室测量规尺测量后，加以计算来完成。气室测量规尺一般由半圆形透明塑料板制成，上面刻有刻度线，每两条线间距为1mm。测量时，先将气室测量规尺固定在照蛋孔上缘，将蛋的大头端向上垂直地嵌入半圆形的切口内，在照蛋的同时即可测出气室的高度与气室的直径，读取气室左右两端落在规尺刻线上的数值（即气室左、右边的高度），按下式计算：

$$气室高度 = （气室左边高度 + 气室右边高度）/2$$

（2）判定标准

①最新鲜蛋：全蛋呈橘红色，蛋黄不显现，内容物不流动，气室高4mm以内，小而固定。最新鲜蛋可长期冷藏贮存。

②新鲜蛋：全蛋呈红黄色，蛋黄不见或略见阴影，蛋黄稍有转动，气室高5～7mm，此为产后约2周以内的蛋，可供冷藏贮存。

③普通蛋：内容物呈红黄色，蛋黄阴影清楚，能够转动且位置上移，不再居于中央。气室高度 10mm 以内且能动。此为产后 2 ~ 3 个月的蛋，应迅速销售或食用，不宜贮存。

④可食蛋：因浓蛋白完全水解，卵黄显见、易摇动，且上浮而接近蛋壳（贴壳蛋）。气室移动，高 10mm 以上。这种蛋应快速销售，只作普通食用蛋，不宜作为蛋制品加工原料。

⑤次品蛋（结合将蛋打开检查）：

a. 热伤蛋：照蛋时可见胚胎增大，但无血管。

b. 早期胚胎发育蛋：照蛋时，轻者呈现鲜红色小血圈（血圈蛋）；稍重者血圈扩大，并有明显的血丝（血丝蛋）。

c. 红贴壳蛋：照蛋时可见气室增大，贴壳处呈红色，故称红贴壳蛋。

d. 轻度黑贴壳蛋：照蛋时蛋黄贴壳部分呈黑色阴影，其余部分蛋黄仍然呈深红色。

e. 散黄蛋：照蛋时蛋黄不完整或呈不规则云雾状。

f. 轻度霉蛋：照蛋时可见壳膜内壁有霉点。

以上次品蛋不能鲜销，必须经过高温（蛋中心温度达85℃以上）处理后才能食用。

⑥变质蛋和孵化蛋：

a. 重度黑贴壳蛋：由轻度黑贴壳蛋发展而来，照蛋时蛋黄超过 1/2 面积粘贴有黑色物质，打开后蛋液有异味。

b. 重度霉蛋：外表霉迹明显。照蛋时可见内部有较大的黑点或黑斑。打开后蛋膜及蛋液内均有霉斑，蛋白液呈胶冻样霉变并带有严重霉味。

c. 泻黄蛋：由于蛋贮存条件不良，微生物进入蛋内并大量生长繁殖，在蛋内微生物作用下，引起蛋黄膜破裂而使蛋黄与蛋白相混。照蛋时蛋白与蛋黄混杂不清，呈灰黄色。打开后蛋液呈灰黄色，变稀、混浊，有不愉快气味。

d. 黑腐蛋：又称臭蛋，是由上述各种劣质蛋和变质蛋继续变质而成。蛋壳呈乌黑色，甚至因蛋内产生大量硫化氢气体而膨胀破裂。照蛋时全蛋不透明，呈灰黑色。打开后蛋黄和蛋白混合，呈暗黄色、灰绿色或黑色水样弥漫状，并有恶臭味或严重霉味。

e. 晚期胚胎发育蛋：照蛋时，在较大的胚胎周围有树枝状血丝、血点，或者还能观察到有小雏体眼睛或已有成形的死雏。

以上变质蛋和孵化蛋禁止食用，决不允许加工成蛋制品。

3. 蛋相对密度的测定

蛋的相对密度不仅能反映蛋的新鲜程度，也与蛋壳的致密度有关。蛋的相对密度以食盐溶液对蛋的浮力来表示。蛋相对密度的测定方法是：在每3000mL 水中加入不同质量的食盐，配制成不同浓度的溶液，用液体密度计校正后使每份溶液的相对密度依次相差 0.005。不同相对密度食盐溶液的配制见表 14 - 1。

表 14 - 1　不同相对密度食盐溶液的配制

加入食盐量（g）	276	300	324	348	372	396	420	444	468
溶液相对密度	1.060	1.065	1.070	1.075	1.080	1.085	1.090	1.095	1.100

测定时先将蛋浸入清水中，然后依次放入低相对密度至高相对密度食盐溶液中，当蛋悬浮于液体中即表明其相对密度与该溶液相对密度相等。新鲜鸡蛋的相对密度为 1.080 以上，鸭蛋为 1.090 以上，鹅蛋为 1.100 以上。

操作方法：先把蛋放在相对密度为 1.070 的盐水中，观察其沉浮情况。若蛋整个沉入水中，再移入相对密度为 1.080 的盐水中，观察其沉浮情况；若蛋在相对密度为 1.070 的盐水中漂浮，则将其移入相对密度为 1.060 的食盐水中，观察沉浮情况。

复习作业

1. 什么是黑腐蛋？

2. 蛋的品质鉴别方法有哪些？

3. 如何测定蛋的相对密度？

4. 蛋的气室如何测量？

5. 简述蛋的气室与品质的关系。

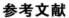

参考文献

[1] 马美湖. 我国蛋与蛋制品加工重大关键技术筛选研究报告（一）［J］. 中国家禽，2004，26（23）：1-5.

[2] 刘容珍，唐军，蔡柏林，等. 珍禽贵妃鸡与广西三黄鸡杂交后代产蛋性能及蛋品质研究［J］. 畜牧与饲料科学，2015（5）：1-3.

[3] 王巧华，熊利荣. 禽蛋品质检测与分级的研究进展［J］. 湖北农机化，2006（1）：31-32.

[4] 程小利. 市场检疫中鸡蛋的感官检查［J］. 中国兽医杂志，1994（07）.

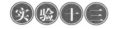

动物性食品中有毒有害化学物质的检测

（包括食品中砷、铅、镉、总汞的测定）

实验目的

避免自然环境或生态平衡遭受破坏和有毒有害食品影响人体的健康。

内容及方法

一、食品中总砷的测定（氢化物原子荧光光度法）

1. 原理

食品试样经湿消解或干灰化后，加入硫脲使五价砷还原为三价砷，再加入硼氢化钠或硼氢化钾使之还原生成砷化氢，由氩气载入石英原子化器中，转变为原子态砷，在特制砷空心阴极灯的发射光激发下产生原子荧光，其荧光强度在固定条件下与被测液中的砷浓度成正比，与标准系列比较进行定量。

2. 仪器

原子荧光光度计。

3. 试剂

①氢氧化钠溶液（2g/L），硫脲溶液（50g/L），氢氧化钠溶液（100g/L，供配制砷标准溶液用，少量即够）。

②硼氢化钠（$NaBH_4$）溶液（4g/L）：称取硼氢化钾 10.0g，溶于 1000mL 2g/L 的氢氧化钠溶液中，混匀，此溶液于冰箱可保存 10 天，取出后

应当日使用。

③硫酸溶液（1+9）：量取硫酸100mL，小心倒入900mL水中，混匀。

④砷标准储备液：含砷0.1mg/mL。精确称取0.1320g三氧化二砷（100℃干燥2h以上）加100g/L氢氧化钠溶液10mL溶解，用适量水转入1000mL容量瓶中，加（1+9）硫酸25mL，用水定容至刻度。

⑤砷标准使用液（1g/mL）：吸取1.00mL砷标准储备液于100mL容量瓶中，用水定容，此液应当日配制使用。

⑥湿消解试剂：硝酸、硫酸、高氯酸。

⑦干灰化试剂：六水硝酸镁（150g/L）、氧化镁、盐酸（1+1）。

4. 操作方法

（1）试样消解

① 湿消解。称固体试样1.0~2.5g，液体试样5.0~10.0g（或mL），置于50~100mL容量瓶中，同时做两份试剂空白。加硝酸20~40mL、硫酸1.25mL，摇匀后放置过夜，置于电热板上加热消解。若消解液处理至10mL左右时，仍有未分解物质或色泽变深，取下放冷，补加硝酸5~10mL，再消解至10mL左右观察，如此反复两三次，注意避免炭化。如仍不能消解完全，则加入高氯酸1~2mL，继续加热至消解完全后，再持续蒸发至高氯酸的白烟散尽，硫酸的白烟开始冒出，冷却，加水25mL，再蒸发至冒硫酸白烟、冷却，用水将内容物转入2mL容量瓶或比色管中，加入50g/L硫脲2.5mL，加水至刻度并混匀，备测。

② 干灰法。一般应用于固体试样，称取1~2.5g试样于50~100mL坩埚中，同时做两份试剂空白，加150g/L硝酸镁10mL混匀，低热蒸干。将氧化镁1g仔细覆盖在干渣上，置于电炉上炭化至无黑烟，移入550℃马弗炉灰化4h，取出放冷，小心加入（1+1）盐酸10mL以中和氧化镁并溶解灰分，转入25mL容量瓶或比色管中，向容量瓶或比色管中加入50g/L硫脲2.5mL，另用硫酸（1+9）分次洗涤坩埚后转出合并，直至25mL刻度，混匀备测。

（2）标准系列的配置

取25mL容量瓶或比色管6支，依次准确加入1μg/mL砷标准使用液0mL、0.05mL、0.2mL、0.5mL、2.0mL、5.0mL（各相当于砷浓度0ng/mL、2.0ng/mL、8.0ng/mL、20.0ng/mL、80.0ng/mL、200.0ng/mL），各加入硫酸（1+9）12.5mL，50g/L硫脲2.5mL，加水定容，混匀备测。

（3）测定

① 仪器参考条件：光电倍增管电压400V；砷空心阴极灯电流35mA；原子化器，温度820～850℃，高度7mm；氩气流速，载气600mL/min；测量方式，荧光强度或浓度直读；读数方式，峰面积；读数延迟时间，1s；读数时间，15s；硼氢化钠加入时间，5s；标液或样液加入体积，2mL。

② 浓度方式测量：如直接测荧光强度，则在开机并设定好仪器条件后，预热稳定约20min，进入空白值测量状态。连续用标准系列的"0"管进样，待读数稳定后，按空挡键记录下空白值（让仪器自动扣底），即可开始测量。先依次测标准系列（可不在测"0"管），标准系列测完后应仔细清洗进样器，并再用"0"管测试使读数基本回零后，才能测试剂空白和试样。在测不同的试样前都应清洗进样器，记录（或打印）测定数据。

③ 仪器自动方式：利用仪器提供的软件功能可进行浓度直读测定，为此在开机、设定条件和预热后，还需输入必要的参数，即试样量（g或mL）、稀释体积（mL），进样体积（mL）、结果的浓度单位、标准系列各个点的重复测量次数、标准系列的点数（不计零点）及各点的浓度值。首先进入空白值测量状态，连续用标准系列"0"管进样以获得稳定的空白值，并执行自动扣底后，再依次测标准系列（此时"0"管需再测一次）。在测样液前，需再进入空白值测量状态，先用标准系列"0"管测试使读数复原并稳定后，再用两个试剂空白各进一次样，让仪器取其均值作为扣底的空白值，随后即可依次测试样。测定完毕后退回主菜单，选择"打印报告"即可将测定结果打印出。

5. 计算

如果采用荧光强度测量方式，则需先对标准系列的结果进行回归运算（由于测量时"0"管强制为0，故零点值应该输入以占据一个点位），然后根据回归方程求出试剂空白液和试样被测液的砷浓度，再按式（15-1）计算试样的砷含量：

$$X = \frac{C_1 - C_0}{m} \times \frac{25}{1000} \quad (15-1)$$

式中　X——试样的砷含量，mg/kg 或 mg/L；

C_1——试样被测液的浓度，ng/mL；

C_0——试样空白液的浓度，ng/mL；

m——试样的质量或体积，g 或 mL。

计算结果保留两位有效数字。

6. 精密度

湿消解法在重复性条件下获得的两次独立测定结果的绝对差值不得超过算术平均值的 10%。干灰化法在重复条件下获得的两次独立测定结果的绝对差值不得超过算术平均值的 15%。

二、食品中铅的测定（石墨炉原子吸收光谱法）

1. 原理

试样经灰化或酸消解后，注入原子吸收分光光度计石墨炉中，电热原子化后吸收 283.3nm 共振线，在一定浓度范围，其吸收值与铅含量成正比，与标准系列比较进行定量。

2. 仪器

原子吸收分光光度计（附石墨炉及铅空心阴极灯），马弗炉，干燥恒温箱，瓷坩埚，可调式电热板，可调式电炉，压力消解器、压力消解罐或压力溶弹。（所有玻璃仪器均需以硝酸（1 + 5）浸泡过夜，用水反复冲洗，最后用去离子水冲洗干净。）

3. 试剂

①硝酸，高氯酸，过硫酸铵，过氧化氢（30%）。

②硝酸（1 + 1）：取 50mL 硝酸慢慢加入 50mL 水中。

③0.5mol/L 硝酸：取 3.2mL 硝酸加入 50mL 水中，稀释至 100mL。

④磷酸氢铵溶液（20g/L）：称取 2.0g 磷酸氢铵，用水溶解稀释至 100mL。

⑤混合酸：硝酸 + 高氯酸（4 + 1）。

⑥铅标准储备液（1.0mg/mL）：准确称取 1.000g 金属铅（纯度大于99.99%），分次加少量硝酸（1 + 1），加热溶解，总量不超过 37mL，移入 1000mL 容量瓶中，加水定容，混匀。

⑦铅标准使用液：每次吸取铅标准储备液 1.0mL 于 100mL 容量瓶中，加硝酸（0.5mol/L 或 1.0mol/L）至刻度。如此经多次稀释成每毫升含铅 10.0ng、20.0ng、40.0ng、60.0ng、80.0ng 的标准使用液。

4. 操作方法

（1）试样预处理

① 在采样和制备过程中，应注意不使试样污染。

② 粮食、豆类去杂物后，磨碎，过 20 目筛，储于塑料瓶中，保存备用。

③ 蔬菜、水果、鱼类、肉类及蛋类等水分含量高的用食品加工机或匀浆机打成匀浆，储于塑料瓶中，保存备用。

（2）试样消解（可根据实验室条件选择以下任何一种方法消解）

① 压力消解罐消解法：称取 1.00～2.00g 试样（干样、含脂肪高的试样 <1.00g，鲜样 <2.0g 或按压力消解罐使用说明书称取试样）于聚四氯乙烯内罐，加硝酸 2～4mL 浸泡过夜。再加 30% 过氧化氢 2～3mL（总量不能超过罐容积的 1/3）。盖好内盖，旋紧不锈钢外套，放入恒温干燥箱，于 120～140℃ 保持 3～4h，在箱内自然冷却至室温，用滴管将消化液洗入或过滤入（视消化后试样的盐分而定）10～25mL 容量瓶中，用水少量多次洗涤罐，洗液合并于容量瓶中并定容，混匀备用。同时做试剂空白。

② 干灰化法：称取 1.00～5.00g（根据铅含量而定）试样于瓷坩埚中，先小火在可调式电热板上炭化至无烟，移入马弗炉 500℃ 灰化 6～8h 冷却。若个别试样灰化不彻底，则加 1mL 混合酸在可调式电炉上小火加热，反复多次直至消化完全，放冷，用 0.5mol/L 硝酸将灰分溶解，用滴管将试样消化液洗入或过滤入（视消化后试样的盐分而定）10～25mL 容量瓶中，用水少量多次洗涤瓷坩埚，洗液合并于容量瓶中并定容，混匀备用。同时做试剂空白。

③ 过硫酸铵灰化法：称取 1.00～5.00g 试样于瓷坩埚中，加 2～4mL 硝酸浸泡 1h 以上。先小火炭化，冷却后加 2.00～3.00g 过硫酸铵盖于上面，继续炭化至不冒烟，转入马弗炉，500℃ 恒温 2h，再升温至 800℃，保持 20min，冷却，加 2～3mL1.0mol/L 硝酸，用滴管将试样消化液洗入或过滤入（视消化后试样的盐分而定）10～25mL 容量瓶中，用水少量多次洗涤瓷坩埚。洗液合并于容量瓶中并定容，混匀备用。同时做试剂空白。

④ 湿消解法：称取试样 1.00～5.00g 于锥形瓶或高脚烧杯中，放数粒玻璃珠，加 10mL 混合酸，加盖浸泡过夜，加一小漏斗，于电炉上消解，若变棕黑色，再加混合酸，直至冒白烟，消化液呈无色透明或略带黄色，放冷，用滴管将试样消化液洗入或过滤入（视消化后试样的盐分而定）10～25mL

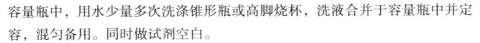

容量瓶中，用水少量多次洗涤锥形瓶或高脚烧杯，洗液合并于容量瓶中并定容，混匀备用。同时做试剂空白。

（3）测定

① 仪器条件：根据各自仪器性能调至最佳状态。参考条件为波长283.3nm；狭缝 0.2 ~ 1.0nm；灯电流 5 ~ 7mA；干燥温度 120℃（持续 20s）；灰化温度 450℃（持续 15 ~ 20s）；原子化温度 1700 ~ 2300℃（持续 4 ~ 5s）；背景校正为氘灯或塞曼效应。

② 标准曲线绘制：吸取铅标准使用液 10.0ng/mL、20.0ng/mL、40.0ng/mL、60.0ng/mL、80.0ng/mL（或 μg/L）各 10μL，分别注入石墨炉。测得其吸光值并求得吸光值与浓度关系的一元线性回归方程。

③ 试样测定：分别吸取试样和试剂空白液各 10μL，注入石墨炉，测得其吸光值，代入标准系列的一元线性回归方程中求得样液中铅含量。

④ 基体改进剂的使用：对有干扰的试样，则注入适量的基体改进剂磷酸二氢铵溶液（20g/L）（一般为 5μL 或与试样同量）以消除干扰。绘制铅标准曲线时也要加入与试样测定时等量的基体改进剂磷酸二氢铵溶液。

5. 计算

$$X = \frac{(C_1 - C_0) \times V \times 1000}{m \times 1000 \times 1000} \qquad (15-2)$$

式中　X——试样中铅含量，mg/kg 或 mg/L；

　　　C_1——测定样液中铅含量，ng/mL；

　　　C_0——空白液中铅含量，ng/mL；

　　　V——试样消化液定容总体积，mL；

　　　m——试样质量或体积，g 或 mL。

计算结果保留两位有效数字。

6. 精密度

在重复性条件下获得的两次独立测定结果的绝对差值不得超过算术平均值的 20%。

三、食品中镉的测定（石墨炉原子吸收光谱法）

1. 原理

试样经灰化或酸消解后，样液注入原子吸收分光光度计石墨炉中，电热原子化后，镉原子吸收 228.8nm 共振线，在一定浓度范围，其吸光度值与镉含量成正比，与标准系列比较定量。

2. 主要仪器及试剂

原子吸收分光光度计（附石墨炉及镉空心阴极灯），马弗炉或恒温干燥箱，瓷坩埚或压力消解器，微波消解装置，可调式电热板或可调式电炉。

所用玻璃仪器均需以硝酸（1+5）浸泡过夜，用水反复清洗，最后用离子水冲洗干净。

实验用水为电阻率 80 万 Ωm 以上的去离子水。所有试剂要求使用优级纯或处理后不含镉的试剂。

硝酸，盐酸，高氯酸，30% 过氧化氢。

混合酸：硝酸 + 高氯酸（4+1）。

0.5mol/L 硝酸：取 3.2mL 硝酸，加入 50mL 水中，并用水稀释至 100mL。

磷酸铵溶液（20 g/L）：取 2.0g 磷酸铵溶于双蒸水中定容至 100mL。

镉标准储备液（1000mg/L）：准确称取 1.000g 金属镉（纯度大于 99.99%）分次加 20mL 盐酸（1+1）溶液溶解，加两滴硝酸，移入 1000 mL 容量瓶中，用水定容，混匀，储于聚乙烯瓶中。

镉标准使用液（100.0ng/mL）：吸取 10.0mL 镉标准储备液于 100mL 容量瓶中，以 0.5mol/L 硝酸定容，混匀。如此多次稀释至每毫升相当于 100.0ng 镉的标准使用液。

3. 操作步骤

（1）样品预处理

采样和制备过程中，应注意不使样品污染。粮油、豆类去壳去杂物后，磨碎过 20 目筛，储于塑料瓶中，保存备用；蔬菜、水果洗净，晾干，取可食部分捣碎备用；鱼、肉等用水洗净，取可食部分捣碎备用。

（2）样品消解（根据实验条件可任选一方法）

① 干灰化法：称取 1.00～5.00g 样品（根据镉含量而定）于瓷坩埚中，先小火炭化至无烟，移入马弗炉 500℃ ±25℃ 灰化 6～8h，放冷。若个别样品不彻底，则加 1mL 混合酸在小火上加热，反复多次直至消化完全，放冷，用 0.5mol/L 硝酸将灰分溶解，少量多次过滤于 10mL 或 25mL 容量瓶中，并定容、摇匀备用，同时做试剂空白。

②压力消解罐法：称取 0.2～2.00g 样品（粮食、豆类干样不得超过 1.00g，蔬菜、水果、动物性样品控制在 2.00g 以内，水分高的样品称样时先蒸发至水分近干）于聚四氟乙烯罐内，加硝酸 2～4mL 过夜。再加 30% 过氧化氢溶液 2～3mL（总量不能超过内罐容积的 1/3）。盖好内盖，旋紧外盖，放入恒温箱，于 120℃ 保温 3～4h，自然冷却。将消化液定量转移至 10mL 或 25mL 容量瓶中。用少量水洗涤内罐，洗液合并于容量瓶中并定容，混匀。同时做试剂空白。

③湿消解法：称取样品 1.00～5.00g 于三角瓶中，放数粒玻璃珠，加 10mL 混合酸（或再加 1～2mL 硝酸），加盖过夜，加一小漏斗在电炉上消解，若变棕黑色，再加混合酸，直至冒白烟，消化液无色透明，放冷移入 10～25mL 容量瓶中，用水定容，摇匀。同时做试剂空白。

④微波消解法：精密称取 0.3000～0.5000g 试样置于微波消解罐中，加 1.00mol/L 硝酸 4mL，盖好内盖，旋紧外盖，放入微波消解装置，按照预先设定的程序进行升温消化，待消化完毕后，取出消化罐，将消化液定量移入 10.0mL 或 25.0mL 比色管中，用双蒸水少量多次洗罐，定容，混匀，即为试样液。同时做试剂空白。

（3）测定

①仪器条件：根据各自仪器性能调至最佳状态，参考条件为波长 228.8nm；狭缝 0.5～1.0nm；灯电流 8～10mA；干燥温度 120℃（20s）；灰化温度 350℃（15～20s）；原子化温度 1700～2300℃（4～5s）；背景校正为氘灯或塞曼效应。

②标准曲线绘制：分别吸取镉标准使用液 0mL、1.0mL、2.0mL、3.0mL、5.0mL、7.0mL、10.0mL 于 100mL 容量瓶中稀释至刻度，相当于含镉 0ng/mL、1.0ng/mL、2.0ng/mL、3.0ng/mL、5.0ng/mL、7.0ng/mL、10.0ng/mL，各吸取 10L 注入石墨炉，测得其吸光值并求得吸光值与浓度关系的一元线性回归方程。

③样品测定。

④将实际空白液和样液分别吸 10μL，或由仪器自动配制后注入石墨炉，测得其吸光值，代入标准系列的一元线性回归方程中，求得样液中镉含量。

⑤基体改进剂的使用：对有干扰的样品，则注入适量的基体改进剂磷酸铵溶液（20g/L）消除干扰。绘制镉标准曲线时也要加入与样品测定时等

量的基体改进剂。

4. 计算

$$X = \frac{(A_1 - A_2) \times V \times 1000}{m \times 1000} \quad (15-3)$$

式中　X——样品中镉含量，mg/kg 或 mg/L；

A_1——测定样液中镉含量，ng/mL；

A_2——空白液中镉含量，ng/L；

V——样品定容总体积，mL；

m——样品质量或体积，g 或 mL。

计算结果保留两位有效数字。

5. 精密度

在重复条件下获得的两次独立测定结果的绝对差值不得超过算术平均值的 20%。

四、食品中总汞的测定（原子荧光光谱法）

1. 原理

试样经酸加热消解后，在酸性介质中，试样中汞被硼氢化钾（KBH_4）或硼氢化钠（$NaBH_4$）还原成原子态汞，由载气——氩气带入原子化器。在特制汞空心阴极灯照射下，基态汞原子被激发至高能态，在去活化回到基态时，发射出特征波长的荧光，在荧光强度与汞含量成正比时，与标准系列比较进行定量。

2. 主要仪器及试剂

双道原子荧光光度计，高压消解罐（100mL 容量），微波消解炉。

硝酸（优级纯），硫酸（优级纯），30% 过氧化氢。

硫酸 + 硝酸 + 水（1 + 1 + 8）：量取 10mL 硝酸和 10mL 硫酸，缓缓倒入 80mL 水中冷却后小心混匀。

硝酸溶液（1 + 9）：量取 50mL 硝酸，缓缓倒入 450mL 水中，混匀。

氢氧化钾溶液（5g/L）：称取 5.0g 氢氧化钾，溶于水中，稀释至 1000mL，混匀。

硼氢化钾溶液（5g/L）：称取 5.0g 硼氢化钾，溶于 5.0g/L 的氢氧化钾溶液中，并稀释至 1000mL，摇匀，现用现配。

汞标准储备液（1mg/mL）：精密称取0.1354g干燥过的氯化汞，加硫酸＋硝酸＋水混合酸（1＋1＋8）溶解后移入100mL容量瓶中，并稀释至刻度，混匀。

汞标准使用液：用移液管吸取汞标准储备液1mL于100mL容量瓶中，用硝酸溶液（1＋9）稀释至刻度，混匀，此溶液浓度为10mg/mL。再分别吸取10mg/mL汞标准溶液1mL和5mL于两个100mL容量瓶中，用硝酸溶液（1＋9）定容，混匀，溶液浓度分别为100ng/mL和500ng/mL，分别用于测定低浓度试样和高浓度试样，制作标准曲线。

3. 操作方法

（1）试样消解

高压消解法：适用于粮食、豆类、蔬菜、水果、瘦肉类、鱼类、蛋类及乳与乳制品类食品中总汞的测定。

① 粮食及豆类等干样：称取经粉碎混匀过40目筛的干样0.20～1.00g，置于聚四氟乙烯塑料内罐中，加5mL硝酸，混匀后放置过夜，再加7mL过氧化氢，盖上内盖放入不锈钢外套中，旋紧密封。然后将消解器放入烘箱中加热，升温至120℃后保持恒温2～3h，至消解完全，自然冷却至室温。将消解液用硝酸溶液（1＋9）定量转移并定容至25mL，摇匀。同时做试剂空白。

② 蔬菜、瘦肉、鱼类及蛋类水分含量高的鲜样用捣碎机打成匀浆，称取匀浆1.00～5.00g，置于聚四氟乙烯内罐中，加盖留缝放于65℃鼓风干燥烘箱中烘至近干，取出，以下按上述①中"加5mL硝酸……"依上述方法操作。

（2）标准系列配制

① 低浓度标准系列：分别吸取100ng/mL汞标准使用液0.25mL、0.50mL、1.00mL、2.00mL、2.50mL于25mL容量瓶中，用硝酸溶液（1＋9）稀释至刻度，混匀。各自相当于汞浓度1.00ng/mL、2.00ng/mL、4.00ng/mL、8.00ng/mL、10.0ng/mL。此标准系列适用于一般试样测定。

② 高浓度标准系列：分别吸取500ng/mL汞标准使用液0.25mL、0.5mL、1.00mL、1.50mL、2.0mL于25mL容量瓶中，用硝酸溶液（1＋9）稀释至刻度，混匀。各自相当于汞浓度5.00ng/mL、10.00ng/mL、20.00ng/mL、30.00ng/mL、40.0ng/mL。此标准系列适用于鱼及含量偏高的

试样测定。

（3）测定

① 仪器参考条件：光电倍增管负高压 240V；空心阴极灯电流 30mA；原子化器温度 300℃；高度 8.0mm；氩气流速，载气 500mL／min；屏蔽气 1000mL／min；测量方式，标准曲线法；读数方式，峰面积；读数延迟时间 1.0s；读数时间 10.0s；硼氢化钾溶液加液时间 8.0s；标液或样液加液体积 2mL。

注：AFS 系列原子荧光仪（如 230、230a、2202、2202a、2201 等）属于全自动或断续流动的仪器，都附有该仪器的操作软件，仪器分析条件应设置为该仪器所提示的分析条件，仪器稳定后，测标准系列，至标准曲线的相关系数 r > 0.999 后测试样。试样前处理可适用任何型号的原子荧光仪。

② 测定方法：根据情况任选以下一种方法。

a. 浓度测定方式测量：设定好仪器最佳条件，逐步将炉温升至所需温度，10～20min 后开始测量。连续用硝酸溶液（1＋9）进样，待读数稳定后，转入标准系列测量，绘制标准曲线。然后再转入试样测量，先用硝酸溶液（1＋9）进样，使读数基本回零，再分别测定样品空白和试样消解液，每测不同的试样前都应先清洗进样器。

b. 仪器自动计算结果方式测量：设定好仪器最佳条件，在试样参数画面输入以下参数：试样质量或体积（g 或 mL），稀释体积（mL），并选择结果的浓度单位，逐步将炉温升至所需温度，稳定后测量。连续用硝酸溶液（1＋9）进样，待读数稳定后，转入标准系列测量，绘制标准曲线。在转入试样测定之前，再进入空白值测量状态，用试样空白消化液进样。让仪器取其均值作为扣底的空白值。随后即可依此法测定试样。测定完毕后，选择"打印报告"即可将测定结果自动打印出来。

4. 计算

$$X = \frac{(C - C_0) \times V \times 1000}{m \times 1000 \times 1000} \quad (15-4)$$

式中　X——试样中汞含量，mg/kg 或 mg/L；

C——试样消化液中汞含量，ng/mL；

C_0——试样空白液中汞的含量，ng/mL；

V——试样消化液总体积，mL；

　　　　　m——试样质量或体积，g 或 mL。

　　计算结果保留三位有效数字。

　　5. 精密度

　　在重复性条件下获得的两次独立测定结果的绝对差值不得超过算术平均值的 10%。

复习作业

　　1. 试述动物性食品中有毒有害物质对人体的危害。

　　2. 原子荧光光度计的使用步骤及注意事项是什么？

　　3. 试样消解方法有哪些？

　　4. 食品中汞的测定原理是什么？

参考文献

［1］张俊阁. 浅谈动物性食品中有害有毒物质及预防［J］. 河南畜牧兽医（综合版），2003，（5）：35.

［2］葛子龙. 食品中铅的测定［J］. 中外健康文摘，2011，08（9）.

［3］吴政宙，陈文君. 食品中痕量镉的测定［J］. 光谱实验，2005，22（4）：814－818.

［4］郝莉鹏，詹铭，郑嵘. 开放式微波消解与干灰化法消解测量食品中铅的方法比较［J］. 理化检验（化学分册），2003，39（05）：278－279.

［5］郑丹. 氧化物发生原子荧光光谱法对食品中汞的测定［J］. 科技创业家，2012（6）.

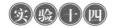

动物性食品中农药和兽药残留量的检测

实验目的

掌握动物性食品中有机氯、有机磷类农药，四环素类、氯霉素、磺胺类兽药，克伦特罗、己烯雌酚等饲料添加剂的标准测定方法。

内容及方法

一、动物性食品中六六六、滴滴涕残留量的测定

食品中的六六六和DDT，按《食品中有机氯农药多组分残留量的测定》（GB/T 5009.162—2008）中的第二法——填充柱气相色谱 – 电子捕获检测器法进行测定。

1. 原理

试样中六六六、滴滴涕经提取、净化后用气相色谱法测定，与标准比较定量。电子捕获检测器对于负电性强的化合物具有较高的灵敏度，利用这一特点，可分别测出痕量的六六六和滴滴涕。不同异构体和代谢物可同时分别测定。

出峰顺序：α – HCH、γ – HCH、β – HCH、δ – HCH、p，p' – DDE、o，p' – DDT、p，p' – DDD、p，p' – DDT。

2. 试剂

①丙酮：分析纯，重蒸。

②正己烷：分析纯，重蒸。

③石油醚：沸程 30～60℃，分析纯，重蒸。

④苯：分析纯。

⑤硫酸：优级纯。

⑥无水硫酸钠：分析纯。

⑦硫酸钠溶液（20g/L）。

⑧农药标准品：α - HCH、β - HCH、γ - HCH 和 δ - HCH、p，p' - DDE、o，p' - DDT、p，p' - DDD 和 p，p' - DDT，纯度 >99%。

⑨农药标准储备液：精密称取 α - HCH、γ - HCH、β - HCH、δ - HCH、p，p' - DDE、o，p' - DDT、p，p' - DDD、p，p' - DDT 各 10mg 溶于苯中，分别移入 100mL 容量瓶中，将苯稀释至刻度，混匀，浓度为 100mg/L，储存于冰箱中。

⑩农药混合标准溶液：分别量取上述各标准储备液于同一容量瓶中，以正己烷稀释至刻度。α - HCH、γ - HCH、δ - HCH 的浓度为 0.005mg/L，β - HCH 和 p，p' - DDE 的浓度为 0.01mg/L，o，p' - DDT 浓度为 0.05mg/L，p，p' - DDD 浓度为 0.02mg/L，p，p' - DDT 浓度为 0.1mg/L。

3. 仪器

①气相色谱仪（GC）：具电子捕获检测器；

②旋转蒸发器；

③氮气浓缩器；

④匀浆机；

⑤调速多用振荡器；

⑥离心机。

4. 操作方法

（1）试样制备

蛋品去壳制成匀浆；肉品去皮、筋后，切成小块，制成肉糜；鲜乳混匀待用；食用油混匀待用。

（2）提取

①称取具有代表性的各类食品试样匀浆 20g，加水 5mL（视样品水分含量加水，使总水量约为 20mL），加丙酮 40mL，振荡 30min，加氯化钠 6g，摇匀。加石油醚 30mL，再振荡 30min，静置分层。取上清液 35mL 经无水硫酸钠脱水，于旋转蒸发器中浓缩至近干，以石油醚定容至 5mL。加 0.5mL

浓硫酸净化，振摇 0.5min，于 3000 r/min 离心 15min，取上清液进行 GC 分析。

②称取具有代表性的粉末试样 2g，加石油醚 20mL，振荡 30min，过滤，浓缩，定容至 5mL。加 0.5mL 浓硫酸净化，振摇 0.5min，于 3000r/min 离心 15min，取上清液进行 GC 分析。

③称取具有代表性的食用油试样 0.5g，以石油醚溶解于 10mL 刻度试管中，定容至刻度。加 1mL 浓硫酸净化，振摇 0.5min，于 3000 r/min 离心 15min，取上清液进行 GC 分析。

（3）气相色谱测定

填充柱气相色谱条件如下：

①色谱柱：内径 3mm，长 2m 的玻璃柱，内装涂有 1.5% OV - 17 和 2% QF - 1 混合固定液的 80 ~ 100 目硅藻土。

②载气：高纯氮，流速 110mL/min，柱温 185℃，检测器温度 225℃，进样口温度 195℃，进样量为 1 ~ 10μL。外标法定量。

（4）色谱图

8 种农药的色谱图见图 16 - 1。

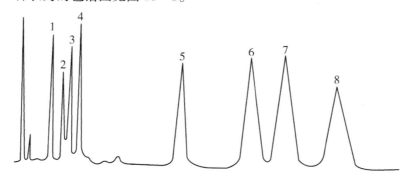

图 16 - 1　8 种农药的色谱图

1. α - HCH、2. γ - HCH、3. β - HCH、4. δ - HCH、5. p，p' - DDE、6. o，p' - DDT、7. p，p' - DDD、8. p，p' - DDT

5. 计算

样中六六六、滴滴涕及其异构体或代谢物的单一含量按式（16 - 1）进行计算。

$$X = \frac{A_1}{A_2} \times \frac{m_1}{m_2} \times \frac{V_1}{V_2} \times \frac{1000}{1000} \qquad (16-1)$$

式中　X——试样中六六六、滴滴涕及其异构体或代谢物的单一含量，

mg/kg；

A_1——被测定试样各组分的峰值（峰高或面积）；

A_2——各农药组分标准的峰值（峰高或面积）；

m_1——单一农药标准溶液的含量，ng；

m_2——被测定试样的取样量，g；

V_1——被测定试样的稀释体积，mL；

V_2——被测定试样的进样体积，μL。

6. 精密度

在重复性条件下获得的两次独立测定结果的绝对差值不得超过算术平均值的 15% 。

二、动物性食品中有机磷农药残留量的测定

中华人民共和国国家标准规定了食品中有机磷农药残留量的测定（GB/T 5009.161—2003）。

本标准适用于畜禽肉及其制品、乳与乳制品、蛋与蛋制品中甲胺磷、敌敌畏、乙酰甲胺磷、久效磷、乐果、乙拌磷、甲基对硫磷、杀螟硫磷、甲基嘧啶磷、马拉硫磷、倍硫磷、对硫磷、乙硫磷的检测。

本方法各种农药检出限（μg/kg）为：甲胺磷5.7；敌敌畏3.5；乙酰甲胺磷10.0；久效磷12.0；乐果2.6；乙拌磷1.2；甲基对硫磷2.6；杀螟硫磷2.9；甲基嘧啶磷2.5；马拉硫磷2.8；倍硫磷2.1；对硫磷2.6；乙硫磷1.7。

1. 原理

试样经提取、净化、浓缩、定容，用毛细管柱气相色谱分离，火焰光度检测器检测，以保留时间定性，外标法定量，出峰顺序：甲胺磷、敌敌畏、乙酰甲胺磷、久效磷、乐果、乙拌磷、甲基对硫磷、杀螟硫磷、甲基嘧啶磷、马拉硫磷、倍硫磷、对硫磷、乙硫磷。

2. 试剂

①丙酮：重蒸。

②二氯甲烷：重蒸。

③乙酸乙酯：重蒸。

④环己烷：重蒸。

⑤氯化钠。

⑥无水硫酸钠。

⑦凝胶：Bio – Beads S – X，200 ~ 400 目。

⑧有机磷农药标准品：见表 16 – 1。

表 16 – 1　农药标准品

农药名称	英文名称	纯度
甲胺磷	methamidophos	≥99%
敌敌畏	dichlorvos	≥99%
乙酰甲胺磷	acephate	≥99%
久效磷	monocrotophos	≥99%
乐果	dimethoate	≥99%
乙拌磷	disulfoton	≥99%
甲基对硫磷	methyl – parathion	≥99%
杀螟硫磷	fenitrothion	≥99%
甲基嘧啶磷	pirimiphos methyl	≥99%
马拉硫磷	malathion	≥99%
倍硫磷	fenthion	≥99%
对硫磷	parathion	≥99%
乙硫磷	ethion	≥99%

⑨有机磷农药标准溶液的配制。

a. 单体有机磷农药标准储备液：准确称取各有机磷农药标准品 0.0100g，分别置于 25mL 容量瓶中，用乙酸乙酯溶解、定容（浓度各为 400μg/mL）。

b. 混合有机磷农药标准应用液：测定前，量取不同体积的各单体有机磷农药储备液于 10mL 容量瓶中，用氮气吹净溶剂，用经提取、净化处理的鲜牛乳提取液稀释、定容。此混合标准应用液中各有机磷农药浓度（μg/mL）为：甲胺磷 16；敌敌畏 80；乙酰甲胺磷 24；久效磷 80；乐果 16；乙拌磷

24；甲基对硫磷16；杀螟硫磷16；甲基嘧啶磷16；马拉硫磷16；倍硫磷24；对硫磷16；乙硫磷8。

3. 仪器

①气相色谱仪：具火焰光度检测器，毛细管色谱柱。

②旋转蒸发仪。

③凝胶净化柱：长30cm，内径2.5cm，具活塞玻璃层析柱，柱底垫少许玻璃棉。用洗脱液乙酸乙酯－环己烷（1+1）浸泡的凝胶以湿法装入柱中，柱床高约26cm，胶床始终保持在洗脱液中。

4. 操作方法

（1）试样制备

蛋品去壳，制成匀浆；肉品去筋，切成小块，制成肉糜；乳品混匀待用。

（2）提取与分配

① 称取蛋类试样20g（精确到0.01g）于100mL具塞三角瓶中，加水5mL（视试样水分含量加水，使总量约20g），加40mL丙酮，振摇30min，加氯化钠6g，充分摇匀，再加30mL二氯甲烷，振摇30min。取35mL上清液，经无水硫酸钠滤于旋转蒸发瓶中，浓缩至约1mL，加2mL乙酸乙酯－环己烷（1+1）溶液再浓缩，如此重复3次，浓缩至约1mL。

② 称取肉类试样20g（精确到0.01g），加水6mL（视试样水分含量加水，使总水量约20g），以下按照上述蛋类试样的提取、分配步骤处理。

③ 称取乳类试样20g（精确到0.01g），以下按照上述蛋类试样的提取、分配步骤处理。

（3）净化

将此浓缩液经凝胶柱以乙酸乙酯－环己烷（1+1）溶液洗脱，弃去0～35mL流分，收集35～70mL流分。将其旋转蒸发浓缩，用氮气吹至约1mL，以乙酸乙酯定容至1mL，留待GC分析。

（4）气相色谱测定

色谱条件：

a. 色谱柱：涂有SE－54 0.25μm，30m×0.32mm（内径）石英弹性毛细管柱。

b. 柱温：程序升温。

$$60℃,1min \xrightarrow{40℃/min} 110℃ \xrightarrow{5℃/min} 235℃ \xrightarrow{40℃/min} 265℃$$

c. 进样口温度：270℃。

d. 检测器：火焰光度检测器（FPD-P）。

e. 气体流速：氮气（载气），1mL/min；尾吹，50mL/min；氢气，50mL/min；空气，500 mL/min。

f. 色谱分析：分别量取 1μL 混合标准液及试样净化液注入色谱仪中，以保留时间定性，以试样和标准的峰高或峰面积比较定量。

g. 色谱图：见图 16-2。

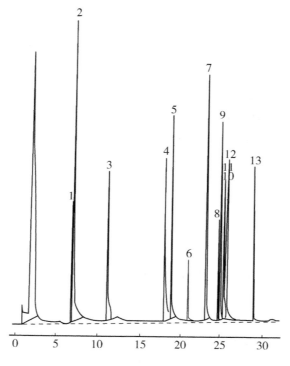

图 16-2　13 种有机磷农药色谱图

1. 甲胺磷；2. 敌敌畏；3. 乙酰甲胺磷；4. 久效磷；5. 乐果；6. 乙拌磷；7. 甲基对硫磷；

8. 杀螟硫磷；9. 杀螨磷；10. 马拉硫磷；11. 倍硫磷；12. 乙基对硫磷；13. 乙硫磷

5. 计算

$$X = \frac{m_1 \times V_2 \times 1000}{m \times V_1 \times 1000} \quad (16-2)$$

式中　X——试样中各农药的含量，mg/kg；

m_1——被测样液中各农药的含量，ng;

m——试样的质量，g;

V_1——样液进样体积，μL;

V_2——试样最后定容体积，mL。

计算结果保留两位有效数字。

6. 精密度

在重复性条件下获得的两次独立测定结果的绝对差值不得超过算术平均值的15%。

三、畜禽肉中土霉素、四环素、金霉素残留量的测定

本标准（GB/T 20755—2006）适用于各种食用畜禽肉中土霉素、四环素、金霉素残留量的测定。运用高效液相色谱仪，其最低检出限为土霉素0.15mg/kg，四环素0.20mg/kg，金霉素0.65mg/kg。

1. 原理

试样经提取，微孔滤膜过滤后直接进样，用反相色谱分离，紫外检测器检测，与标准比较定量，出峰顺序为土霉素、四环素、金霉素，标准加法定量。

2. 试剂

①乙腈（分析纯）。

②磷酸二氢钠溶液（0.01mol/L）：称取 1.56g ± 0.01g 磷酸二氢钠（$NaH_2PO_4 \cdot 2H_2O$）溶于蒸馏水中，定容到100mL，经微孔滤膜（0.45μm）过滤，备用。

③土霉素（OTC）标准溶液：称取土霉素0.0100g（精确到 ±0.0001g），用盐酸溶液（0.1mol/L）溶解并定容至10.00mL，此溶液每毫升含土霉素1mg。

④四环素（TC）标准溶液：称取四环素0.0100g（精确到 ±0.0001g），用盐酸溶液（0.01mol/L）溶解并定容至10.00mL，此溶液每毫升含四环素1mg。

⑤金霉素（CTC）标准溶液：称取金霉素0.0100g（精确到 ±0.0001g），溶于蒸馏水并定容至10.00mL，此溶液每毫升含金霉素1mg。

以上标准品均按每毫克 1000 单位折算。土霉素、四环素、金霉素标准溶液应于 4℃以下保存，可使用 1 周。

⑥混合标准溶液：取土霉素、四环素标准溶液各 1.00mL，取金霉素标准溶液 2.00mL 置于 10mL 容量瓶中，加蒸馏水至刻度。此溶液每毫升含土霉素、四环素各 0.1mg，金霉素 0.2mg，临用时现配。

⑦5%高氯酸溶液。

3. 仪器

高效液相色谱仪（HPLC）具紫外检测器，色谱条件如下：

a. 柱：ODS—C_{18}（5μm）6.2mm×15cm。

b. 检测波长：355nm。

c. 灵敏度：0.002AUFS。

d. 柱温：室温。

e. 流速：1.0mL/min。

f. 进样量：10μL。

g. 流动相：乙腈±0.01mol/L 磷酸二氢钠溶液（用 30%硝酸溶液调节 pH=2.5）=（35+65）mL，使用前用超声波脱气 10min。

4. 操作方法

（1）试样测定

称取 5.00g±0.01g 绞碎的肉样（<5mm），置于 50mL 锥形瓶中，加入 5%的高氯酸 25.0mL，于振荡器上振荡提取 10min，移入离心管中，以 2000r/min 离心 3min，取上清液经 0.45μm 滤膜过滤，取溶液 10μL 进样，记录峰高，从工作曲线上查得含量。

（2）工作曲线

分别称取 7 份绞碎的肉样，每份 5.00g±0.01g，分别加入混合标准溶液 0μL、25μL、50μL、100μL、150μL、200μL、250μL（含土霉素、四环素各为 0μg、2.5μg、5.0μg、10.0μg、15.0μg、20.0μg、25.0μg，含金霉素 0μg、5.0μg、10.0μg、20.0μg、30.0μg、40.0μg、50.0μg），按（1）方法操作，以峰高为纵坐标，以抗生素含量为横坐标，绘制工作曲线。

5. 计算

试样中，土霉素、四环素、金霉素的残留量按式（16-3）进行计算。

$$X = \frac{A \times 1000}{m \times 1000} \qquad (16-3)$$

式中　X——试样中抗生素（土霉素、四环素、金霉素）的含量，mg/kg；

A——试样溶液测得抗生素（土霉素、四环素、金霉素）质量，μg；

m——称取的试样质量，g。

6. 精密度

在重复性条件下获得的两次独立测定结果的绝对差值不得超过算术平均值的10%。

四、动物源性食品中氯霉素类药物残留量的测定

本标准（GB/T 10386—2004）适用于水产品、畜禽产品和畜禽副产品中氯霉素、氟甲砜霉素和甲砜霉素残留的定性确证和定量测定。

（一）气相色谱－质谱法

1. 原理

样品用乙酸乙酯提取，4% 氯化钠溶液和正己烷液－液分配净化，再经弗罗里硅土（Florisil）柱净化后，以甲苯为反应介质，用 N，O 双（三甲基硅基）三氟乙酰胺－三甲基氯硅烷（BSTFA + TMCS，99 + 1）于70℃硅烷化，用气相色谱/负化学电离源质谱测定，内标工作曲线法定量。

2. 试剂和材料

除非另有说明，在分析中仅使用确认为分析纯的试剂和二次去离子水或相当纯度的水。

①甲醇：色谱纯。

②甲苯：农残级。

③正己烷：农残级。

④乙酸乙酯。

⑤乙醚。

⑥氯化钠。

⑦氯霉素（CAP）、氟甲砜霉素（FF）、甲砜霉素（TAP）标准物质：纯度≥99%。

⑧间硝基氯霉素（m－CAP）标准物质：纯度≥99%。

⑨氯化钠溶液（4%）：称取适量氯化钠用水配置成 4% 的氯化钠溶液，常温保存，可使用 1 周。

⑩氯霉素类标准储备溶液：准确称取适量氯霉素、氟甲砜霉素和甲砜霉素标准物质（精确到 0.1mg），以甲醇配制成浓度为 100μg/mL 的标准储备溶液。

⑪间硝基氯霉素内标工作溶液：准确称取适量间硝基氯霉素标准物质（精确到 0.1mg），以甲醇配制成浓度为 10ng/mL 的标准工作溶液。

⑫氯霉素类基质标准工作溶液：选择不含氯霉素类的样品 6 份，分别添加 1mL 内标工作溶液，用这 6 份提取液分别配成氯霉素、氟甲砜霉素和甲砜霉素浓度为 0.1ng/mL、0.2ng/mL、1ng/mL、2ng/mL、4ng/mL、8ng/mL 的溶液，按本方法提取、净化，制成样品提取液，用氮气慢慢吹干，硅烷化后，制成标准工作溶液。

⑬衍生化试剂：N，O 双（三甲基硅基）三氟乙酰胺－三甲基氯硅烷（BSTFA + TMCS，99 + 1）。

⑭固相萃取柱：弗罗里硅土柱（6.0mL，1.0g）。

3. 仪器和设备

①气相色谱/质谱联用仪：配有化学电离源（CI）。

②组织捣碎机。

③固相萃取装置。

④振荡器。

⑤旋转蒸发仪。

⑥涡旋混合器。

⑦离心机。

⑧恒温箱。

4. 操作方法

（1）提取

称取 10g（精确到 0.01g）粉碎的组织样品于 50mL 具塞离心管中，加入 1.0mL 内标溶液和 30mL 乙酸乙酯，振荡 30min，于 4000r/min 离心 2min，上层清液转移至圆底烧瓶中，残渣用 30mL 乙酸乙酯再提取一次，合并提取液，35℃旋转蒸发至 1～2mL，待净化。

（2）净化

① 液 – 液萃取：提取液浓缩物加 1mL 甲醇溶解，用 20mL 氯化钠溶液和 20mL 正己烷液 – 液萃取，弃去正己烷层，水相用 40mL 乙酸乙酯分两次萃取，合并乙酸乙酯相于心形瓶中，35℃旋转蒸发至近干，用氮气慢慢吹干。

② 弗罗里硅土柱净化：弗罗里硅土柱依次用 5mL 甲醇、5mL 甲醇 – 乙醚（3 + 7）溶液和 5mL 乙醚淋洗备用。将残渣用 5.0mL 乙醚溶解上样，用 5.0mL 乙醚淋洗 Florisil 柱，5.0mL 甲醇 – 乙醚溶液（3 + 7）洗脱，洗脱液用氮气慢慢吹干，待硅烷化。

（3）硅烷化

净化后的试样用 0.2mL 甲苯溶解，加入 0.1mL 硅烷化试剂混合，于 70℃衍生化 60min。氮气慢慢吹干，用 1.0mL 正己烷定容，待测定。

（4）测定

① 气相色谱 – 质谱条件：

a. 色谱柱：DB – 5MS 毛细管柱，30m × 0.25mm（内径）× 0.25μm，或与之相当者；

b. 色谱柱温度：50℃保持 1min，25℃/min 升至 280℃，保持 5min；

c. 进样口温度：250℃；

d. 进样方式：不分流进样，不分流时间 0.75min；

e. 载气：高纯氮气，纯度≥99.999%；

f. 流速：1.0mL/min；

g. 进样量：1.0μL；

h. 接口温度：280℃；

i. 离子源：化学电离源负离子模式 NCI；

j. 扫描方式：选择离子检测；

k. 离子源温度：150℃；

l. 四级杆温度：106℃；

m. 反应气：甲烷，纯度≥99.999%；

n. 选择监测离子参见表 16 – 2。

表 16 - 2　监测离子

药物名称	监测离子（m/z）	定量离子（m/z）	相对离子丰度比（%）	允许相对误差
间硝基氯霉素	466	466	100	±20%
	468		66	±30%
	470		16	±50%
	432		2	
氯霉素	466	466	100	±20%
	468		71	±25%
	376		32	±30%
	378		19	
氟甲砜霉素	339	339	100	±20%
	341		75	±20%
	429		89	±20%
	431		84	
甲砜霉素	409	409	100	±20%
	411		93	±20%
	499		92	±20%
	501		93	

② 定性测定：进行试样测定时，如果检出色谱峰的保留时间与标准物质相一致，并且在扣除背景后的样品质谱图中，所选择的离子均出现，而且所选择离子的相对离子丰度比与标准物质一致，相对丰度允许偏差不超过表16 - 2规定的范围，则可判断样品中存在对应的三种氯霉素。如果不能确证，应重新进样，以扫描方式（有足够灵敏度）或采用增加其他确证离子的方式来确证。

③ 内标工作曲线：用配制的基质标准工作溶液按上述的气相色谱 - 质谱条件分别进样，以标准溶液浓度为横坐标，待测组分与内标物的峰面积之比为纵坐标绘制内标工作曲线。

④ 定量：以 m/z466（m - CAP 和 CAP）、339（FF）和 409（TAP）为定量离子，样品溶液中氯霉素类衍生物的响应值均应在仪器测定的线性范围内，在上述色谱条件下，m - CAP、CAP、FF、TAP 标准物质衍生物参考保留时间约为 11.4min、11.8min、12.6min、13.6min。氯霉素类标准物质衍生

物总离子流图和质谱图参见附录 A 中的图 A.1 和图 A.2。

（5）平行实验

按以上步骤，对同一试样进行平行试验测定。

（6）空白实验

除不加试样外，均按上述测定步骤进行。

5. 计算

结果按式 16-4 进行计算：

$$X = \frac{c \times V}{m} \qquad (16-4)$$

式中　X——试样中被测组分残留量，μg/kg；

　　　C——从内标标准工作曲线上得到的被测组分浓度，ng/mL；

　　　V——试样溶液定容体积，mL；

　　　m——试样的质量，g。

6. 测定低限

气相色谱-质谱测定低限为：氯霉素 0.1μg/kg，氟甲砜霉素和甲砜霉素 0.5μg/kg。

7. 回收率和精密度

参见附录 B。

（二）液相色谱-质谱/质谱法

1. 原理

针对不同动物源性食品中氯霉素、甲砜霉素和氟甲砜霉素残留，分别采用乙腈、乙酸乙酯-乙醚或乙酸乙酯提取，提取液用固相萃取柱进行净化，液相色谱-质谱/质谱仪测定，氯霉素采用内标法定量，甲砜霉素和氟甲砜霉素采用外标法定量。

2. 试剂和材料

除非另有说明，在分析中仅使用确认为分析纯的试剂和二次去离子水或相当纯度的水。

①甲醇：液相色谱级。

②乙腈：液相色谱级。

③丙酮：液相色谱级。

④正丙醇：液相色谱级。

⑤正己烷：液相色谱级。

⑥乙酸乙酯：液相色谱级。

⑦乙醚。

⑧乙酸钠。

⑨乙酸铵。

⑩β-葡萄糖醛酸苷酶：约40000活性单位。

⑪乙腈饱和正己烷：取200mL正己烷于250mL分液漏斗中，加入少量乙腈，剧烈振摇，静置分层后，弃去下层乙腈层即可。

⑫丙酮-正己烷（1+9）：丙酮、正己烷按体积比1:9混匀。

⑬丙酮-正己烷（6+4）：丙酮、正己烷按体积比6:4混匀。

⑭乙酸乙酯-乙醚（75+25）：75mL乙酸乙酯与25mL乙醚溶液混匀。

⑮乙酸钠缓冲液（0.1mol/L）：称取乙酸钠13.6g于1000mL容量瓶中，加入980mL水溶解并混匀，用乙酸调pH到5.0，定容至刻度摇匀。

⑯乙酸铵溶液（10mmol/L）：称取乙酸铵0.77g于1000mL容量瓶中，用水定容至刻度摇匀。

⑰氯霉素、甲砜霉素和氟甲砜霉素标准物质：纯度≥99.0%。

⑱氯霉素氘代内标（氯霉素-D₅）物质：纯度≥99.9%。

⑲标准储备溶液：分别准确称取适量的氯霉素、甲砜霉素和氟甲砜霉素标准物质（精确到0.1mg），用乙腈配成500μg/mL的标准储备液（4℃避光保存可使用6个月）。

⑳氯霉素、甲砜霉素和氟甲砜霉素标准中间溶液：分别准确移取适量的氯霉素、甲砜霉素和氟甲砜霉素标准储备溶液，用乙腈稀释成50μg/mL的氯霉素、甲砜霉素和氟甲砜霉素标准中间溶液（4℃避光保存可使用3个月）。

㉑氯霉素、甲砜霉素和氟甲砜霉素混合标准工作溶液：分别准确移取适量的氯霉素、甲砜霉素和氟甲砜霉素标准中间溶液，用流动相稀释成合适的混合标准工作溶液（现用现配）。

㉒氯霉素氘代内标（氯霉素-D₅）储备溶液：准确称取适量的氯霉素-D₅标准物质（精确到0.1mg），用乙腈配成100μg/mL的标准储备溶液（4℃避光保存可使用12个月）。

㉓氯霉素氘代内标（氯霉素－D₅）中间溶液：准确称取适量的氯霉素－D₅ 储备溶液，用乙腈配成 1μg/mL 的内标中间溶液（4℃避光保存可使用 6 个月）。

㉔氯霉素氘代内标（氯霉素－D₅）工作溶液：准确移取适量的氯霉素－D₅ 中间溶液，用乙腈配成 0.1μg/mL 的内标工作溶液（4℃避光保存可使用 2 周）。

㉕ LC－Si 固相萃取柱或相当者：200mg，3mL。

㉖ EN 固相萃取柱或相当者：200mg，3mL。

㉗一次性注射式滤器：配有 0.45μm 微孔滤膜。

3. 仪器和设备

液相色谱－串联质谱仪：配有电喷雾离子源；高速组织捣碎机；均质器；旋转蒸发仪；分析天平；移液枪：200μL、1mL；心形瓶：100mL，棕色；分液漏斗：200mL；聚四氟乙烯离心管：50mL；离心机；涡旋混合器；固相萃取装置。

4. 试样制备与保存

①试样的制备：从原始样品中取出部分有代表性的样品，经高速组织捣碎机均匀捣碎或混匀，用四分法缩分出适量试样，均分成两份，装入清洁容器内，加封后做出标记，一份作为试样，一份作为留样。

②试样的保存：试样应在 －20℃条件下保存。

5. 操作方法

（1）提取

① 动物组织（肝、肾除外）与水产品：称取试样 5g（精确到 0.01g），置于 50mL 离心管中，加入 100μL 氯霉素氘代内标（氯霉素－D₅）工作溶液和 30mL 乙腈，匀浆，离心 5min。将上清液移入 250mL 分液漏斗中，加入 15mL 乙腈饱和的正己烷，振荡 5min，静置分层，转移乙腈层至 100mL 棕色心形瓶中。残渣中再加入 30mL 乙腈，振摇 3min，离心 5min，取上清液转移至同一分液漏斗，振荡 5min，静置分层，转移乙腈层至同一棕色心形瓶中。向心形瓶中加入 5mL 正丙醇，于 40℃ 水浴中旋转蒸发近干，用氮气吹干，加 5mL 丙酮－正己烷溶解残渣。

② 动物肝、肾组织：称取试样 5g（精确到 0.01g），置于 50mL 离心管中，加入 30mL 乙酸钠缓冲液，均质 2min，加入 300μL β－葡萄糖醛酸苷酶，

于37℃保温过夜。消解样品中加入 100μL 氯霉素氘代内标（氯霉素 – D₅）工作溶液，20mL 乙酸乙酯 – 乙醚，振摇 2min，离心 5min。取上层有机层放入心形瓶中，在 40℃水浴中旋转蒸发至近干，用氮气吹干，加 5mL 丙酮 – 正己烷溶解残渣。

③ 蜂蜜：称取蜂蜜试样 5g（精确到 0.01g），置于 50mL 离心管中，加入 100μL 氯霉素氘代内标（氯霉素 – D₅）工作溶液，5mL 水，混匀，再加入 20mL 乙酸乙酯，振摇 2min，离心 5min。移取有机层到 100mL 棕色心形瓶中，于离心管中再加入 20mL 乙酸乙酯，振摇 2min，离心 5min，合并有机层于棕色心形瓶中，于 40℃水浴中旋转蒸发至干，3mL 水溶解残渣，混匀。

（2）净化

① 动物组织与水产品：用 5mL 丙酮 – 正己烷淋洗 LC – Si 硅胶小柱，弃去淋洗液，将残渣溶解溶液转移到固相萃取小柱上，弃去流出液，用 5mL 丙酮 – 正己烷洗脱，收集洗脱液于心形瓶中，40℃水浴中中旋转蒸发至近干，用氮气吹干，加 1mL 水定容，定容液过 0.45μm 滤膜至进样瓶，待测定。

② 蜂蜜：分别用 5mL 甲醇，5mL 水活化 EN 固相萃取柱，将提取液转移上柱，用 5mL 水淋涤，用玻璃棒压干 1min，用 3mL 乙酸乙酯洗脱，洗脱液用氮气吹干，用 1mL 水定容，定容液通过 0.45μm 滤膜至进样瓶，待测定。

（3）液相色谱 – 质谱/质谱测定

① 液相色谱条件：

a. 色谱柱：Zorbax SB – C_{18}，5μm，2.1mm × 150mm，或与之相当者；

b. 流动相：水 – 乙腈 – 10mmol/L 乙酸铵溶液，梯度洗脱程序见表 16 – 3；

表 16 – 3　梯度洗脱程序

时间（min）	水（%）	乙腈（%）	10mmol/L 乙酸铵溶液（%）
0.00	70	25	5
2.00	25	70	5
3.00	25	70	5
8.00	70	25	5

c. 流速：0.6mL/min；

d. 进样量：20μL；

e. 柱温：40℃。

② 质谱/质谱条件：参见附录 C。

③ 定性测定：按照上述条件测定样品和建立标准工作曲线，如果样品中化合物质量色谱峰的保留时间与标准溶液的保留时间相比，在允许偏差 ±2.5% 之内；待测化合物定性离子对的重构离子色谱峰的信噪比大于或等于 3（S/N≥3），定量离子对的重构离子色谱峰的信噪比大于或等于 10（S/N≥10）；定性离子对的相对丰度与浓度相当的标准溶液相比，相对丰度偏差不超过表 17 - 4 的规定，则可判断样品中存在相应的目标化合物。氯霉素、甲砜霉素和氟甲砜霉素混合标准工作溶液的液相色谱 - 质谱多反应监测（MRM）总离子流图和重构离子色谱图以及各目标化合物相对保留时间参见附录 D 中图 D.1～图 D.5 和表 D.1。

表 16 - 4　定性时相对离子丰度的最大允许偏差

相对离子丰度（%）	>50	>20～50	>10～20	≤10
允许的相对偏差（%）	±20	±25	±30	±50

④ 定量测定：氯霉素使用内标法定量；甲砜霉素和氟甲砜霉素使用外标法定量。

6. 计算

试样中目标化合物残留量使用仪器数据处理系统进行处理或氯霉素残留量按式 16 - 5 计算，甲砜霉素和氟甲砜霉素按式 16 - 6 计算。

$$X = \frac{c \times c_i \times A \times A_{si} \times V}{c_{si} \times A_i \times A_s \times W} \times \frac{1000}{1000} \quad (16 - 5)$$

$$X = \frac{c \times A \times V}{A_s \times W} \times \frac{1000}{1000} \quad (16 - 6)$$

式中　X——试样中待测组分残留量，μg/kg；

C——标准工作溶液的浓度，ng/mL；

C_{si}——标准工作溶液中内标物的浓度，ng/mL；

C_i——标液中内标物的浓度，ng/mL；

A_s——标准工作溶液的峰面积；

A——标样中待测目标物的峰面积；

A_{si}——标准工作溶液中内标物的峰面积；

A_i——样液中内标物的峰面积；

V——试样定容体积，mL；

W——样品称样量，g。

注：计算结果应扣除空白值。

7. 测定低限

液相色谱 - 质谱/质谱法对氯霉素测定低限为 0.1μg/kg；甲砜霉素和氟甲砜霉素为 0.1μg/kg。

8. 回收率和精密度

参见附录 E。

附录 A

（资料性附录）

氯霉素类标准物质衍生物的气相色谱 - 质谱总离子流色谱图和质谱图

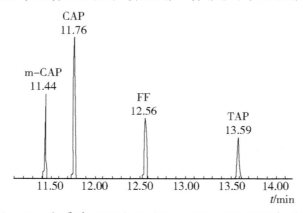

图 A.1 氯霉素类标准物质衍生物的总离子流色谱图

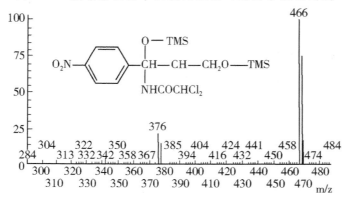

a. 间硝基氯霉素衍生物质谱图

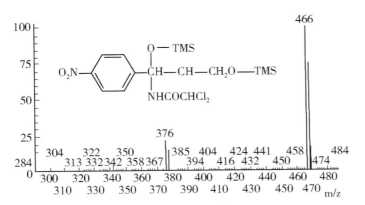

b. 氯霉素衍生物质谱图

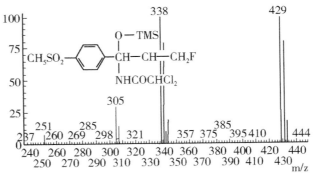

c. 氟甲砜霉素衍生物质图谱

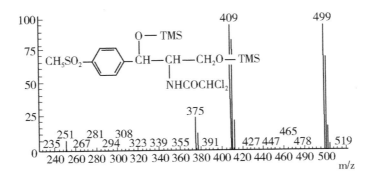

d. 甲砜霉素衍生物质图谱

图 A.2　氯霉素类药物衍生物结构式和质谱图

附录 B

（资料性附录）

表 B.1　氯霉素类药物在不同基质中的平均回收率和精密度

药物名称	添加浓度（μg/kg）	水产品		畜禽肉		畜禽副产品	
		回收率（%）	RSD（%）	回收率（%）	RSD（%）	回收率（%）	RSD（%）
氯霉素	0.1	88.1	9.8	80.2	8.9	80.0	10.0
	1.0	86.4	5.5	85.4	5.7	88.7	7.2
	2.0	98.1	1.2	90.5	1.5	94.2	2.1
氟甲砜霉素	0.5	98.9	12.9	101	14.6	109	15.4
	1.0	105	10.4	92.8	11.3	102	12.2
	2.0	88.0	15.1	85.3	10.1	89.9	10.7
甲砜霉素	0.5	111	98.0	98.0	8.9	110	10.5
	1.0	94.0	93.1	93.1	7.9	100	8.8
	2.0	93.6	89.5	89.5	6.5	90.3	6.9

附录 C

（资料性附录）

液相色谱－质谱/质谱测定参考条件

液相色谱－质谱/质谱测定参考条件：

a. 离子源：电喷雾离子源；

b. 扫描方式：负离子扫描；

c. 检测方式：多重反应检测（MRM）；

d. 电喷雾电压：－4500V；

e. 雾化气压力：0.276MPa；

f. 气帘气压力：0.172MPa；

g. 辅助气流速：0.206MPa；

h. 离子源温度：550℃；

i. 定性离子对、定量离子对、碰撞气能量和去簇电压，见表 C.1。

表 C.1 氯霉素、甲砜霉素和氟甲砜霉素的定性离子对、
定量离子对、碰撞气能量和去簇电压

药物名称	定性离子对（m/z） （母离子/子离子）	定量离子对（m/z） （母离子/子离子）	碰撞气能量（eV）	去簇电压（V）
氯霉素	320.9/151.9 320.9/256.9	320.9/151.9	−25 −16	−72 −73
甲砜霉素	353.9/289.9 353.9/184.9	353.9/289.9	−18 −28	−75 −75
氟甲砜霉素	356.0/336.0 356.0/184.9	356.0/336.0	−15 −27	−67 −67
氯霉素 – D5	326.1/157.0 326.1/262.0	326.1/157.0	−25 −17	−60 −60

附录 D

（资料性附录）

氯霉素类标准物质的液相色谱 – 质谱/质谱总离子流色谱图和重构离子色谱图

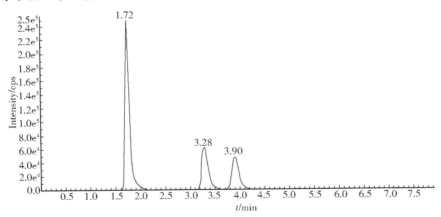

图 D.1 氯霉素、甲砜霉素和氟甲砜霉素标准品总离子流色谱图

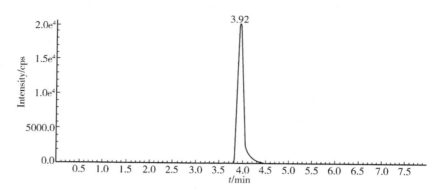

图 D.2　氯霉素重构离子色谱图

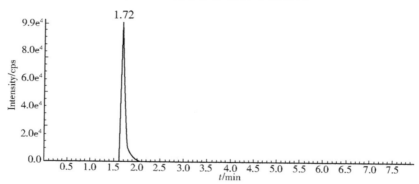

图 D.3　甲砜霉素重构离子色谱图

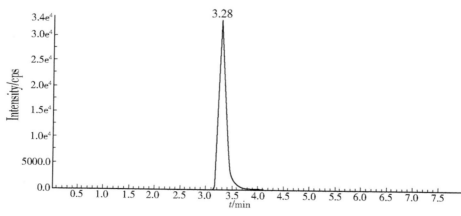

图 D.4　氟甲砜霉素重构离子色谱图

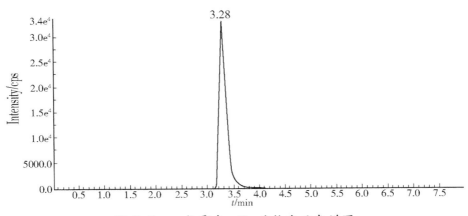

图 D.5　　氯霉素－D$_5$重构离子色谱图

表 D.1　氯霉素类药物参考保留时间

药物名称	保留时间（min）
氯霉素	3.92
甲砜霉素	1.72
氟甲砜霉素	3.28

附录 E

（资料性附录）

氯霉素类药物在不同基质中的平均回收率和精密度（LC－MS/MS 法）

表 E.1

药物名称	添加浓度（μg/kg）	动物肝、肾		畜禽肉与水产品		蜂蜜	
		回收率范围(%)	RSD(%)	回收率范围(%)	RSD(%)	回收率范围(%)	RSD(%)
氯霉素	0.1	80.5～107.0	11.5	88.0～109.1	13.5	80.5～101.8	10.0
	1.0	84.4～98.0	5.1	92.8～108.6	8.8	81.1～107.4	13.5
	5.0	89.1～105.6	5.3	80.7～97.7	9.2	90.2～108.0	8.1
甲砜霉素	0.1	70.3～96.2	8.3	68.0～99.3	10.4	77.9～94.1	9.2
	1.0	78.9～92.0	3.7	64.2～94.7	10.9	79.7～99.6	9.1
	5.0	75.7～94.4	8.1	74.0～89.9	5.3	86.0～100.3	4.9
氟甲砜霉素	0.1	65.2～98.0	9.4	67.0～87.8	12.6	81.8～99.5	7.5
	1.0	72.1～89.6	6.2	70.1～89.2	9.9	85.0～97.7	5.4
	5.0	70.3～96.8	6.8	73.3～93.0	7.1	79.6～88.3	6.0

五、动物性食品中磺胺类药物残留量的测定

动物性食品中磺胺类药物残留量的测定按照 GB 29694—2013 进行，适用于猪和鸡的肌肉和肝脏组织中的磺胺醋酰、磺胺吡啶、磺胺噁唑、磺胺甲基嘧啶、磺胺二甲基嘧啶、磺胺甲氧哒嗪、苯酰磺胺、磺胺间甲氧嘧啶、磺胺氯哒嗪、磺胺甲噁唑、磺胺异噁唑、磺胺二甲氧哒嗪和磺胺吡唑单个或多个药物残留量的检测。

1. 原理

试料中残留的磺胺类药物，用乙酸乙酯提取，0.1mol/L 盐酸溶液转换溶剂，正己烷除脂，MCX 柱净化，高效液相色谱 – 紫外检测法测定，外标法定量。

2. 试剂和材料

以下所用试剂，除特殊注明外均为分析纯试剂，水为符合 GB/T 6682 规定的一级水。

①磺胺醋酰、磺胺吡啶、磺胺甲氧哒嗪、苯酰磺胺、磺胺间甲氧嘧啶、磺胺氯哒嗪、磺胺甲噁唑、磺胺异噁唑、磺胺二甲氧哒嗪、磺胺吡唑对照品：含量 ≥99%；磺胺噁唑、磺胺甲基嘧啶、磺胺二甲基嘧啶：含量 ≥98%。

②乙酸乙酯：色谱纯。

③乙腈：色谱纯。

④甲醇：色谱纯。

⑤盐酸。

⑥正己烷。

⑦甲酸：色谱纯。

⑧氨水。

⑨MCX 柱：60mg/3mL，或相当者。

⑩ 0.1% 甲酸溶液：取甲酸 1 mL，用水溶解并稀释至 1000 mL。

⑪ 0.1% 甲酸乙腈溶液：取 0.1% 甲酸 830 mL，用乙腈溶解并稀释至 1000 mL。

⑫洗脱液：取氨水 5mL，用甲醇溶解并稀释至 100mL。

⑬ 0.1 mol/L 盐酸溶液：取盐酸 0.83 mL，用水溶解并稀释至 100 mL。

⑭ 50%甲醇乙腈溶液：取甲醇 50 mL，用乙腈溶解并稀释至 100mL。

⑮ 100 μg/mL 磺胺类药物混合标准贮备液：精密称取磺胺类药物标准品各 10mg，于 100mL 量瓶中，用乙腈溶解并稀释至刻度，配制成浓度为 100 μg/mL 的磺胺类药物混合标准贮备液。－20℃以下保存，有效期 6 个月。

⑯ 10 μg/mL 磺胺类药物混合标准工作液：准确量取 100 μg/mL 磺胺类药物混合标准贮备液 5.0mL，于 50 mL 量瓶中，用乙腈稀释至刻度，配制成浓度为 10 μg/mL 的磺胺类药物混合标准工作液。－20℃以下保存，有效期 6 个月。

3. 仪器和设备

①高效液相色谱仪：配紫外检测器或二极管阵列检测器。

②分析天平：感量 0.00001 g。

③天平：感量 0.01 g。

④涡动仪。

⑤离心机。

⑥均质机。

⑦旋转蒸发仪。

⑧氮吹仪。

⑨固相萃取装置。

⑩鸡心瓶：100 mL。

⑪聚四氟乙烯离心管：50mL。

⑫滤膜：有机相，0.22μm。

4. 试料的制备与保存

（1）试料的制备

取适量新鲜或解冻的空白或供试组织，绞碎，并均质。

取均质后的供试样品，作为供试试料。

取均质后的空白样品，作为空白试料。

取均质后的空白样品，添加适宜浓度的标准工作液，作为空白添加试料。

（2）试料的保存

－20℃以下保存。

5. 测定步骤

（1）提取

称取试料（5±0.05）g，于50 mL聚四氟乙烯离心管中，加乙酸乙酯20 mL，涡动2 min，4000 r/min离心5 min，取上清液于100 mL鸡心瓶中，残渣中加乙酸乙酯20 mL，重复提取一次，合并两次提取液。

（2）净化

鸡心瓶中加0.1 mol/L盐酸溶液4 mL，于40 ℃下旋转蒸发浓缩至少于3 mL，转至10 mL离心管中。用0.1 mol/L盐酸溶液2 mL洗鸡心瓶，转至同一离心管中。再用正己烷3 mL洗鸡心瓶，将正己烷转至同一离心管中，涡旋混合30 s，3000 r/min离心5 min，弃正己烷。再次用正己烷3 mL洗鸡心瓶，转至同一离心管中，涡旋混合30 s，3000 r/min离心5 min，弃正己烷，取下层液备用。

MCX柱依次用甲醇2mL和0.1mol/L盐酸溶液2mL活化，取备用液过柱，控制流速1 mL/min。依次用0.1mol/L盐酸溶液1mL和50%甲醇乙腈溶液2 mL淋洗，用洗脱液4 mL洗脱，收集洗脱液，于40℃氮气吹干，加0.1%甲酸乙腈溶液1.0 mL溶解残余物，滤膜过滤，供高效液相色谱测定。

（3）标准曲线制备

精密量取10 μg/mL磺胺类药物混合标准工作液适量，用0.1%甲酸乙腈溶液稀释，配制成浓度为10μg/L、50μg/L、100μg/L、250μg/L、500μg/L、2500μg/L和5000μg/L的系列混合标准溶液，供高效液相色谱测定。以测得峰面积为纵坐标，对应的标准溶液浓度为横坐标，绘制标准曲线。求回归方程和相关系数。

（4）测定

① 液相色谱参考条件。

色谱柱：ODS－3 C_{18}（250 mm×4.5 mm，粒径5 μm），或相当者；

流动相：0.1%甲酸＋乙腈，梯度洗脱见表16－5；

流速：1 mL/min；

柱温：30℃；

检测波长：270 nm；

进样体积：100 μL。

表 16－5 流动相梯度洗脱条件

时间（min）	0.1%甲酸（%）	乙腈（%）
0.0	83	17
5.0	83	17
10.0	80	20
22.3	60	40
22.4	10	90
30.0	10	90
31.0	83	17
48.0	83	17

② 测定法：取试样溶液和相应的对照溶液，作单点或多点校准，按外标法，以峰面积计算。对照溶液及试样溶液中磺胺类药物响应值应在仪器检测的线性范围之内。在上述色谱条件下，对照溶液和试样溶液的高效液相色谱图见附录 1。

（5）空白试验

除不加试料外，采用完全相同的步骤进行平行操作。

6. 结果计算和表述

试料中磺胺类药物的残留量（μg/kg）按下式（16－7）计算。

$$X = \frac{C \times V}{m} \qquad (16-7)$$

式中 X——供试试料中相应的磺胺类药物的残留量，μg/kg；

C——试样溶液中相应的磺胺类药物浓度，μg/mL；

V——溶解残余物所用 0.1%甲酸乙腈溶液体积，mL；

m——供试试料质量，g。

注：计算结果需扣除空白值，测定结果用平行测定后的算术平均值表示，保留三位有效数字。

7. 检测方法灵敏度、准确度和精密度

①灵敏度：本方法猪和鸡的肌肉组织的检测限为 5μg/kg，定量限为 10μg/kg；猪和鸡的肝脏组织的检测限为 12μg/kg，定量限为 25μg/kg。

②准确度：本方法肌肉组织在 10 ～ 200μg/kg、肝脏组织在 25 ～ 200μg/kg 浓度添加水平上的回收率为 60% ～120%。

③精密度：本方法的批内相对标准偏差≤15%，批间相对标准偏差≤20%。

附录1

（资料性附录）

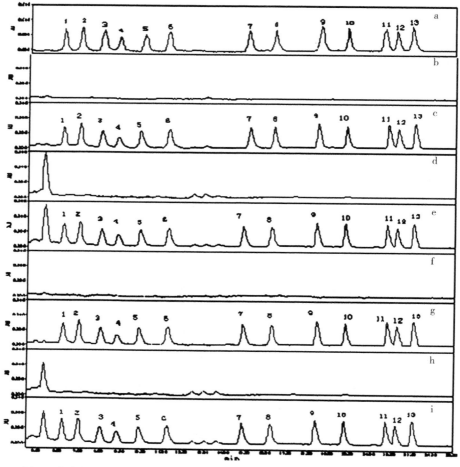

图 a　磺胺类药物标准溶液色谱图（250 ng/mL）；

图 b　鸡肌肉组织空白试样色谱图；

图 c　鸡肌肉组织空白添加磺胺类药物试样色谱图（50 ng/g）；

图 d　鸡肝脏空白试样色谱图；

图 e　鸡肝脏组织空白添加磺胺类药物试样色谱图（50 ng/g）；

图 f　猪肌肉组织空白试样色谱图；

图 g　猪肌肉组织空白添加磺胺类药物试样色谱图（50 ng/g）；

图 h　猪肝脏组织空白试样色谱图；

图 i　猪肝脏组织空白添加磺胺类药物试样色谱图（50 ng/g）。

注：1. 磺胺醋酰；2. 磺胺吡啶；3. 磺胺噁唑；4. 磺胺甲基嘧啶；5. 磺胺二甲基嘧啶；6. 磺胺甲氧哒嗪；7. 苯酰磺胺；8. 磺胺间甲氧嘧啶；9. 磺胺氯哒嗪；10. 磺胺甲噁唑；11. 磺胺异噁唑；12. 磺胺二甲氧哒嗪；13. 磺胺吡唑

六、动物性食品中克伦特罗残留量的测定

动物性食品中克伦特罗残留量的测定根据国标 GB/T 5009. 192—2003 进行，适用于新鲜或冷冻的畜、禽肉与内脏及其制品中克伦特罗的测定，也适用于生物材料（人或动物血液、尿液）中克伦特罗的测定。

本方法检出限：3 种方法均为 0.5μg/kg。线性范围：气相色谱—质谱法为 0.025~25ng，高效液相色谱法为 0.5~4ng，酶联免疫法为 0.004~0.054ng。

（一）气相色谱—质谱法（GC – MS，第一法）

1. 原理

固体试样剪碎，用高氯酸溶液匀浆。液体试样加入高氯酸溶液，进行超声加热提取，用异丙醇 + 乙酸乙酯（40 + 60）萃取，有机相浓缩，经弱阳离子交换柱进行分离，用乙醚 + 浓氨水（98 + 2）溶液洗脱，洗脱液浓缩，经 N，O—双三甲基硅烷三氟乙酰胺（BSTFA）衍生后于气质联用仪上进行测定。以美托洛尔为内标，定量。

2. 试剂

①克伦特罗（clenbuterol hydrochloride），≥99.5%。

②美托洛尔（metoprolol），纯度≥99%。

③磷酸二氢钠。

④氢氧化钠。

⑤氯化钠。

⑥高氯酸。

⑦浓氨水。

⑧异丙醇。

⑨乙酸乙酯。

⑩甲醇：HPLC 级。

⑪甲苯：色谱纯。

⑫乙醇。

⑬衍生剂：N，O—双三甲基硅烷三氟乙酰胺（BSTFA）。

⑭高氯酸溶液（0.1mol/L）。

⑮氢氧化钠溶液（1mol/L）。

⑯磷酸二氢钠缓冲液（0.1mol/L，pH=6.0）。

⑰异丙醇＋乙酸乙酯（40＋60）。

⑱乙醇＋浓氨水（98＋2）。

⑲美托洛尔内标标准溶液：准确称取美托洛尔标准品，用甲醇溶解配成浓度为240mg/L的内标储备液，贮于冰箱中，使用时用甲醇稀释成2.4mg/L的内标使用液。

⑳克伦特罗标准溶液：准确称取克伦特罗标准品，用甲醇溶解配成浓度为250mg/L的标准储备液，贮于冰箱中，使用时用甲醇稀释成0.5mg/L的克伦特罗标准使用液。

㉑弱阳离子交换柱（LC－WCX，3mL）。

㉒针筒式微孔过滤膜（0.45μm，水相）。

3. 仪器

气相色谱－质谱联用仪（GC－MS）；磨口玻璃离心管：11.5cm（长）×3.5cm（内径），具塞；5mL玻璃离心管；超声波清洗器；酸度计；离心机；振荡器；旋转蒸发器；涡旋式混合器；恒温加热器；N2－蒸发器；匀浆器。

4. 分析方法

（1）提取

① 肌肉、肝脏、肾脏试样：称取肌肉、肝脏或肾脏试样10g（精确到0.01g），用20mL高氯酸溶液（0.1mol/L）匀浆，置于磨口玻璃离心管中；然后置于超声波清洗器中超声20min，取出置于80℃水浴中加热30min。取出冷却后离心（4500r/min）15min。倾出上清液，沉淀用5mL高氯酸溶液（0.1mol/L）洗涤，再离心，将两次的上清液合并。用1mol/L氢氧化钠溶液调pH至9.5±0.1，若有沉淀产生，再离心（4500r/min）10min，将上清液转移至磨口玻璃离心管中，加入8g氯化钠，混匀，加入25mL异丙醇＋乙酸乙酯（40＋60），置于振荡器上振荡提取20min。提取完毕，放置5min（若有乳化层稍离心一下）。用吸管小心将上层有机相移至旋转蒸发瓶中，用20mL异丙醇＋乙酸乙酯（40＋60）再重复萃取一次，合并有机相，于60℃在旋转蒸发器上浓缩至近干。用1mL磷酸二氢钠缓冲液（0.1mol/L，pH6.0）充分溶解残留物，经针筒式微孔过滤膜过滤，洗涤3次后完全转移至5mL玻璃离心管中，并用0.1mol/L的磷酸二氢钠缓冲液（pH6.0）定容

至刻度。

②尿液试样：用移液管量取尿液 5mL，加入 20mL 高氯酸溶液（0.1mol/L），超声 20min 混匀。置于 80℃ 水浴中加热 30min。以下按①从"用 1mol/L 氢氧化钠溶液调 pH 至 9.5±0.1……"起开始操作。

③血液试样：将血液于 4500r/min 离心，用移液管量取上层血清 1mL 置于 5mL 玻璃离心管中，加入 2mL 高氯酸溶液（0.1mol/L），混匀，置于超声波清洗器中超声 20min，取出置于 80℃ 水浴中加热 30min。取出冷却后离心（4500r/min）15min。倾出上清液，沉淀用 1mL 高氯酸溶液（0.1mol/L）洗涤，离心（4500 r/min）10min，合并上清液，再重复一遍洗涤步骤，合并上清液。向上清液中加入约 1g 氯化钠，加入 2mL 异丙醇 + 乙酸乙酯（40 + 60），在涡旋式混合器上振荡萃取 5min，放置 5min（若有乳化层稍离心一下），小心移出有机相于 5mL 玻璃离心管中，按以上萃取步骤重复萃取两次，合并有机相。将有机相在 N₂ - 浓缩器上吹干。用 1mL 磷酸二氢钠缓冲液（0.1mol/L，pH6.0）充分溶解残留物，经筒式微孔过滤膜过滤完全转移至 5mL 玻璃离心管中，并用 0.1mol/L 的磷酸二氢钠缓冲液（pH6.0）定容至刻度。

（2）净化

依次用 10mL 乙醇、3mL 水、3mL 磷酸二氢钠缓冲液（0.1mol/L，pH6.0）、3mL 水冲洗弱阳离子交换柱，取适量上述提取液至弱阳离子交换柱上，弃去流出液，分别用 4mL 水和 4mL 乙醇冲洗离子交换柱，弃去流出液，用 6mL 乙醇 + 浓氨水（98 + 2）冲洗柱子，收集流出液。将流出液在 N₂ - 蒸发器上浓缩至干。

（3）衍生化

在净化、吹干的试样残渣中加入 100～500μL 甲醇、50μL 内标工作液（2.4mg/L），在 N₂ - 蒸发器上浓缩至干，迅速加入 40μL 衍生剂（BSTFA），盖紧塞子，在涡旋式混合器上混匀 1min，置于 75℃ 的恒温加热器中衍生 90min。衍生反应完成后取出冷却至室温，在涡旋式混合器上混匀 30 s，置于 N₂ - 蒸发器上浓缩至干。加入 200μL 甲苯，在涡旋式混合器上充分混匀，待气质联用仪进样。同时用克伦特罗标准使用液做系列同步衍生。

（4）气相色谱 - 质谱法测定

①气相色谱 - 质谱法测定参数设定：气相色谱柱为 DB - 5MS 柱，30m ×

0.25mm×0.25μm；载气：He，柱前压 8psi；进样口温度 240℃；进样量 1μL，不分流；柱温程序：70℃保持 1min，以 18℃/min 速度升至 200℃，以 5℃/min 的速度再升至 245℃，再以 25℃/min 升至 280℃并保持 2min。

EI 源：电子轰击能 70eV，离子源温度 200℃，接口温度 285℃，溶剂延迟 12min；EI 源检测特征质谱峰：克伦特罗为 m/z 86、187、243、262，美托洛尔为 m/z 72、223。

② 测定：吸取 1μL 衍生的试样液或标准液注入气质联用仪中，以试样峰（m/z 86，187，243，262，264，277，333）与内标峰（m/z 72，223）的相对保留时间定性，要求试样峰中至少有 3 对选择离子相对强度（与基峰的比例），不超过标准相应选择离子相对强度平均值的 ±20% 或 3 倍标准差。以试样蜂（m/z 86）与内标峰（m/z 72）的峰面积比值，作单点或多点校准定量。

③ 克伦特罗标准与内标衍生后的选择性离子的总离子流图及质谱图，见图 16-3、图 16-4、图 16-5。

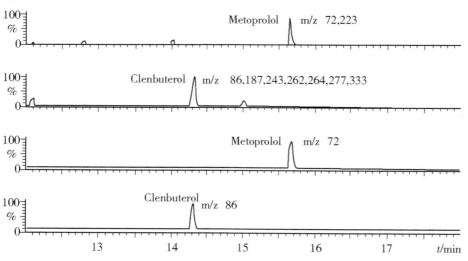

图 16-3　克伦特罗与内标衍生物的选择性离子总离子流图

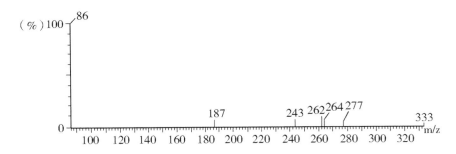

图 16 – 4　克伦特罗衍生物的选择离子质谱图

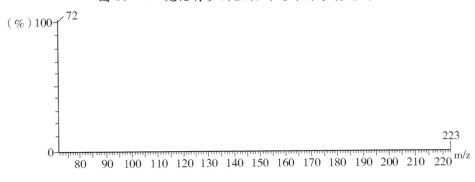

图 16 – 5　内标衍生物的选择离子质谱图

5. 计算

按内标法单点或多点校准计算试样中克伦特罗的含量，见式（16 – 8）。

$$X = \frac{A \times f}{m} \quad (16 - 8)$$

式中　X——试样中克伦特罗残留量，μg/kg 或 μg/L；

　　　　A——试样色谱峰与内标色谱峰的峰面积比值对应的克伦特罗质量，ng；

　　　　f——试样稀释倍数；

　　　　m——试样的取样量，g 或 mL。

计算结果表示到小数点后 2 位。

6. 精密度

在重复性条件下获得的两次独立测定结果的绝对差值不得超过算术平均值的 20%。

（二）高效液相色谱法（HPLC，第二法）

1. 原理

固体试样剪碎，用高氯酸溶液匀浆。液体试样中加入高氯酸溶液，进行超声加热提取后，用异丙醇＋乙酸乙酯（40＋60）萃取，有机相浓缩，经弱阳离子交换柱进行分离，用乙醇＋浓氨水（98＋2）溶液洗脱，洗脱液经浓缩，流动相定容后在高效液相色谱仪上进行测定，外标法定量。

2. 试剂与材料

①克伦特罗（clenbuterol hydrochloride），纯度≥99.5%。

②磷酸二氢钠。

③氢氧化钠。

④氯化钠。

⑤高氯酸。

⑥浓氨水。

⑦异丙醇。

⑧乙酸乙酯。

⑨甲醇：HPLC 级。

⑩乙醇。

⑪高氯酸溶液（0.1mol/L）。

⑫氢氧化钠溶液（1mol/L）。

⑬磷酸二氢钠缓冲液（0.1mol/L，pH＝6.0）。

⑭异丙醇＋乙酸乙酯（40＋60）。

⑮乙醇＋浓氨水（98＋2）。

⑯甲醇＋水（45＋55）。

⑰克伦特罗标准溶液：准确称取克伦特罗标准品，用甲醇溶解配成浓度为250mg/L的标准储备液，贮于冰箱中；使用时用甲醇稀释成0.5mg/L的克伦特罗标准使用液，进一步用甲醇＋水（45＋55）适当稀释。

⑱弱阳离子交换柱（LC－WCX，3mL）。

3. 仪器

水浴超声清洗器；磨口玻璃离心管：11.5cm（长）×3.5cm（内径），具塞；5mL玻璃离心管；酸度计；离心机；振荡器；旋转蒸发器；涡旋式混

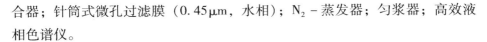

合器；针筒式微孔过滤膜（0.45μm，水相）；N₂-蒸发器；匀浆器；高效液相色谱仪。

4．操作方法

（1）提取

① 肌肉、肝脏、肾脏试样：同第一法分析步骤中肌肉、肝脏、肾脏试样提取方法。

② 尿液试样：同第一法分析步骤中尿液试样提取方法。

③ 血液试样：同第一法分析步骤中血液试样提取方法。

④ 净化：同第一法分析步骤中净化方法。

⑤ 试样测定前的准备：于净化、吹干的试样残渣中加入 100～500μL 流动相，在涡旋式混合器上充分振摇，使残渣溶解，液体浑浊时用 0.45μm 的针筒式微孔过滤膜过滤，上清液待进行液相色谱测定。

（2）测定

① 液相色谱测定参考条件：色谱柱为 BDS 或 ODS 柱，250mm×4.6mm，5μm；流动相：甲醇+水（45+55）；流速 1mL/min；进样量 20～50μL；柱箱温度 25℃；紫外检测器 244nm。

② 测定：吸取 20～50μL 标准校正溶液及试样液注入液相色谱仪，以保留时间定性，用外标法单色谱测定分析，试样按上述仪器操作条件供高效液相色谱仪分析。

③ 克伦特罗标准的液相色谱图见图 16-6。

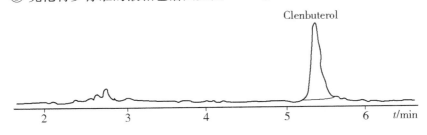

图 16-6　克伦特罗标准（100μg/L）的高效液相色谱图

5．计算

按外标法计算试样中克伦特罗残留量，见式（16-9）。

$$X = \frac{A \times f}{m} \quad (16-9)$$

式中　X——试样中克伦特罗的含量，μg/kg 或 μg/L；

　　　A——试样色谱峰与内标色谱峰的峰面积比值对应的克伦特罗质量，ng；

　　　f——试样稀释倍数；

　　　m——试样的取样量，g 或 mL。

计算结果表示到小数点后 2 位。

6. 精密度

在重复性条件下获得的两次独立测定结果的绝对差值不得超过算术平均值的 20%。

（三）酶联免疫法（ELISA 筛选法，第三法）

1. 原理

基于抗原抗体反应进行竞争性抑制测定。微孔板包被有针对克伦特罗 IgG 的包被抗体。克伦特罗抗体被加入，经过孵育及洗涤步骤后，加入竞争性酶标记物、标准或试样溶液。克伦特罗与竞争性酶标记物竞争克伦特罗抗体，没有与抗体连接的克伦特罗标记酶在洗涤步骤中被除去。将底物（过氧化尿素）和发色剂（四甲基联苯胺）加入到孔中孵育，结合的标记酶将无色的发色剂转化为蓝色的产物。加入反应停止液后颜色由蓝色转变为黄色。在 450nm 处测量吸光度值，吸光度比值与克伦特罗浓度的自然对数成反比。

2. 试剂

①磷酸二氢钠。

②高氯酸。

③异丙醇。

④乙酸乙酯。

⑤高氯酸溶液（0.1mol/L）。

⑥氢氧化钠溶液（1mol/L）。

⑦磷酸二氢钠缓冲液（0.1mol/L，pH = 6.0）。

⑧异丙醇 + 乙酸乙酯（40 + 60）。

⑨针筒式微孔过滤膜（0.45μm，水相）。

⑩克伦特罗酶联免疫试剂盒。

a. 96 孔板（12 条 × 8 孔）包被有针对克伦特罗 IgG 的包被抗抗体。

b. 克伦特罗系列标准液（至少有 5 个倍比稀释浓度水平，外加 1 个空白）。

c. 过氧化物酶标记物（浓缩液）。

d. 克伦特罗抗体（浓缩液）。

e. 酶底物：过氧化尿素。

f. 显色剂：四甲基联苯胺。

g. 反应停止液：1mol/L 硫酸。

h. 缓冲液：酶标记物及抗体浓缩液。

3. 仪器

超声波清洗器；磨口玻璃离心管：11.5cm（长）×3.5cm（内径），具塞；酸度计；离心机；振荡器；旋转蒸发器；涡旋式混合器；匀浆器；酶标仪（配备 450nm 滤光片）；微量移液器：单道 20μL、50μL、100μL 和多道 50～250μL 可调。

4. 操作方法

（1）提取

① 肌肉、肝脏及肾脏试样：同第一法分析步骤中肌肉、肝脏、肾脏试样提取方法。

② 尿液试样：若尿液浑浊先离心（3000r/min）10min，将上清液适当稀释后上酶标板进行酶联免疫法筛选实验。

③ 血液试样：将血清或血浆离心（3000r/min）10min，取血清适当稀释后上酶标板进行酶联免疫法筛选实验。

（2）测定

① 试剂的准备。

a. 竞争酶标记物：提供的竞争酶标记物为浓缩液。由于稀释的酶标记物稳定性不好，仅稀释实际需用量的酶标记物。在吸取浓缩液之前，要仔细振摇。用缓冲液以 1∶10 的比例稀释酶标记物浓缩液（如 400μL 浓缩液 + 4.0mL 缓冲液，足够 4 个微孔板条 32 孔用）。

b. 克伦特罗抗体：提供的克伦特罗抗体为浓缩液，由于稀释的克伦特罗抗体稳定性变差，仅稀释实际需用量的克伦特罗抗体。在吸取浓缩液之前，要仔细振摇。用缓冲液以 1∶10 的比例稀释抗体浓缩液（如 400μL 浓缩液 + 4.0mL 缓冲液，足够 4 个微孔板条 32 孔用）。

c. 包被有抗抗体的微孔板条：将锡箔袋沿横向边压皱，外沿剪开，取出需用数量的微孔板及框架，将不用的微孔板放进原锡箔袋中，并且与提供的干燥剂一起重新密封，保存于 2～8℃。

② 试样准备：将①的提取物取 20μL 进行分析。高残留的试样用蒸馏水进一步稀释。

③ 测定：使用前将试剂盒在室温（19～25℃）下放置 1～2h。

a. 将标准和试样（至少按双平行实验计算）所用数量的孔条插入微孔架，记录标准和试样的位置。

b. 加入 100μL 稀释后的抗体溶液到每一个微孔中。充分混合并在室温孵育 15min。

c. 倒出孔中的液体，将微孔架倒置在吸水纸上拍打（每行拍打 3 次），以保证完全除去孔中的液体。用 250μL 蒸馏水充入孔中，再次倒掉微孔中的液体，再重复操作两遍以上。

d. 加入 20μL 的标准或处理好的试样到各自的微孔中。标准和试样至少做两个平行实验。

e. 加入 100μL 稀释的酶标记物，室温孵育 20min。

f. 倒出孔中的液体，将微孔架倒置在吸水纸上拍打（每行拍打 3 次）以保证完全除去孔中的液体。用 250μL 蒸馏水充入孔中，再次倒掉微孔中液体，再重复操作两次以上。

g. 加入 50μL 酶底物和 50μL 发色试剂到微孔中，充分混合并在室温暗处孵育 15min。

h. 加入 100μL 反应停止液到微孔中。混合好后，尽快在 450nm 波长处测量吸光度值。

5. 计算

用所获得的标准溶液和试样溶液吸光度值与空白溶液的比值进行计算，见式（16－10）。

$$相对吸光度值（\%） = \frac{B}{B_0} \times 100 \quad (16-10)$$

式中　B——标准（或试样）溶液的吸光度值；

　　　　B_0——空白（浓度为 0 的标准溶液）的吸光度值。

将计算的相对吸光度值（%）对应的克伦特罗浓度（ng/L）的自然对数作半对数坐标系统曲线图，校正曲线在 0.004～0.054ng（200～2000ng/L）范围内呈线性，对应的试样浓度可从校正曲线算出，见式（16－11）。

$$X = \frac{A \times f}{m} \qquad (16 - 11)$$

式中　x——试样中克伦特罗的含量，μg/kg 或 μg/L；

　　　A——试样的相对吸光度值（％）对应的克伦特罗质量，ng；

　　　f——试样稀释倍数；

　　　m——试样的取样量，g 或 mL。

计算结果表示到小数点后 2 位。阳性结果需要经过第一法确证。

6. 精密度

在重复性条件下获得的两次独立测定结果的绝对差值不得超过算术平均值的 20%。

七、畜禽肉中己烯雌酚的测定

畜禽肉中己烯雌酚的测定采用国家标准（GB/T 5009.108—2003）进行，标准适用于新鲜鸡肉、牛肉、猪肉、羊肉中己烯雌酚残留量测定，检出限为 0.25mg/kg。

1. 原理

试样匀浆后，经甲醇提取过滤，注入 HPLC 柱中，经紫外检测器鉴定。于波长 230nm 处测定吸光度，同条件下绘制工作曲线，己烯雌酚含量与吸光度值在一定浓度范围内成正比，试样与工作曲线比较定量。

2. 试剂

使用的试剂一般系分析纯，有机溶剂需过 0.5μmFH 滤膜，无机试剂需过 0.45μm 滤膜。

①甲醇。

② 0.043moL/L 磷酸二氢钠（$NaH_2PO_4 \cdot 2H_2O$）：取 1g 磷酸二氢钠溶于水，定容至 500mL。

③磷酸。

④己烯雌酚（DES）标准储备液：精密称取 100mg 己烯雌酚（DES）溶于甲醇，移入 100mL 容量瓶中，加甲醇至刻度，混匀，每毫升含 DES1.0mg，贮于冰箱中。

⑤己烯雌酚（DES）标准使用液：吸取 10.00mL DES 标准贮备液，移入 100mL 容量瓶中，加甲醇至刻度，混匀，每毫升含 DES100μg。

3. 仪器

①高效液相色谱仪：具紫外检测器。

②高速组织捣碎机。

③电动振荡机。

④离心机。

4. 分析步骤

（1）提取及净化

称取 5.0g 绞碎（小于 5mm）肉试样，放入 50mL 具塞离心管中，加 10.00mL 甲醇，充分搅拌，振荡 20min，于 3000 r/min 离心 10min，将上清液移出，残渣中再加 10.00mL 甲醇，均匀后振荡 20min，于 3000r/min 离心 10min，合并上清液，此时出现浑浊，需再离心 10min，取上清液过 0.5μm FH 滤膜，备用。

（2）色谱条件

① 紫外检测器：检测波长 230nm。

② 灵敏度：0.04AUFS。

③ 流动相：甲醇 + 0.043mol/L 磷酸二氢钠（70/30），用磷酸调至 pH = 5（其中 $NaH_2PO_4 \cdot 2H_2O$）水溶液需过 0.45μm 滤膜）。

④ 流速：1mL/min。

⑤ 进样量：20μL。

⑥ 色谱柱：CLC – ODS – C_{18}（5μm）6.2mm × 150mm 不锈钢柱。

⑦ 柱温：室温。

（3）标准曲线绘制

称取 5 份（每份 5.0g）绞碎的肉试样，加入 50mL 具塞离心管中，分别加入不同浓度的标准液（0.0μg/mL、6.0μg/mL、12.0μg/mL、18.0μg/mL、24.0μg/mL）各 1.0mL，同时做空白。其中甲醇总量为 20.00mL，使其测定浓度为 0.00μg/mL、0.30μg/mL、0.60μg/mL、0.90μg/mL、1.20μg/mL，按（1）处理方法提取备用。

（4）测定

分别取样 20μL，注入 HPLC 柱中，可测得不同浓度 DES 标准溶液峰高，以 DES 浓度对应峰高绘制工作曲线，同时取样液 20μL，注入 HPLC 柱中，测得的峰高从工作曲线图中查相应含量，$Rt = 8.235$。

5. 计算

按（16 – 12）计算试样中克伦特罗残留量。

$$X = \frac{A \times 1000}{m \times V_2/V_1} \times \frac{1000}{1000 \times 1000} \quad (16-12)$$

式中　X——试样中己烯雌酚残留量，mg/kg；

A——进样体积中己烯雌酚质量，ng；

m——试样的质量，g；

V_2——进样体积，μL；

V_1——试样甲醇提取液总体积，mL。

6. 色谱图

色谱图见图 16 – 7。

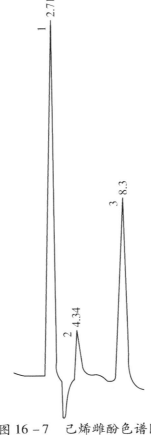

图 16 – 7　己烯雌酚色谱图

1. 溶剂峰　2. 杂质峰　3. 己烯雌酚标准峰

复习作业

1. 食品中农药残留的来源、危害及其控制措施。

2. 食品中有机氯农药的测定方法有哪些？

3. 测定有机氯过程中加入硫酸的目的是什么？

4. 气相色谱法测定有机氯和有机磷时分别选用什么样的检测器？并说明理由。

5. 薄层色谱酶抑制法的测定原理是什么？对酶原有什么要求？

6. 什么是农药残留？

参考文献

［1］张彦明，佘锐萍主编. 动物性食品卫生学［M］. 第四版. 北京：中国农业出版社，2009.

［2］张彦明. 动物性食品卫生学实验指导［M］. 北京：中国农业出版社，2006.

［3］本章参考的国家标准有：GB/T 5009. 19—2008、GB/T 5009. 161—2003、GB/T 5009. 116—2003、GB/T 22338—2008、GB 29694—2013、GB/T 5009. 192—2003、GB/T 5009. 108—2003 等。

屠宰加工厂的教学参观

🔖 实验目的

屠宰加工厂教学参观主要目的是了解和掌握畜禽屠宰检疫检验程序，包括宰前和宰后检验检疫两个环节。

🔖 内容及方法

一、屠宰加工工艺流程

1. 候宰→2. 淋浴→3. 刺杀放血→4. 冲淋→5. 烫毛→6. 打毛→7. 吊挂提升→8. 预干燥→9. 燎毛→10. 喷淋冲洗→11. 头部检验→ 12. 去头→13. 去尾→14. 雕肛→15. 开膛→16. 出白脏→17. 白脏检验→18. 出红脏→19. 红脏检验→20. 胴体初检→21. 劈半→22. 割头→23 割蹄→24. 修割→25. 排酸入库

二、宰前检验检疫

宰前检验检疫是指按照法定程序，采用规定的技术和方法，对屠宰畜禽实施查证验物、活体健康检查及结果处理。

1. 宰前检验的目的

（1）及早发现疾病

通过事前检验可以较早地发现产地的重要疫情，为制定防疫措施提供依据。

（2）防止疫病传播

初步确定生猪的健康情况，及时发现病猪，实行病健隔离和分宰，减少对产品和加工环境的污染。

（3）保障人类健康

及早发现有特征性症状的病猪，如破伤风、狂犬病、李氏杆菌和中毒性疾病。

2. 宰前检疫的程序

宰前检验包括验收检验、待宰检验和送宰检验。

（1）验收检验

①活猪入厂（场）后，在卸车前检验人员首先向送猪人员索取产地动物防疫监督机构开具的产地检疫合格证明，经现场观察未见异常，证货相符时准予卸车。

②卸车后，检验人员必须逐头观察活猪的健康状况，根据到岸检疫的结果进行分圈、编号，健康猪赶入待宰圈休息；可疑病猪赶入隔离圈，继续观察；病猪、伤残猪及濒临死亡的猪送急宰。

③对检出的可疑病猪，经过饮水和充分休息后，恢复正常的，可以赶入待宰圈；症状未恢复的送往急宰间处理。

（2）待宰检验

①生猪在待宰期间，检验人员要进行静、动、饮水的观察，检查有无病猪漏检。

②检查生猪在待宰期间的停饲饮水是否按停食24h，充分饮水至宰前3h执行。

（3）送宰检验

生猪在送宰前，检验人员还要进行一次全面检查，确认健康的，签发《宰前检疫合格证》送宰，注明货主和头数，车间凭证屠宰，检查生猪宰前的体表处理，是否冲洗干净，不带灰尘、污泥、粪便等污物，检查送宰猪通过屠宰通道时，是否做到不脚踢、棒打。

3. 宰后检验的基本方法

宰后检验必须对每头猪进行头部检验、体表检验、内脏检验、胴体初验、复验与盖章，无同步检验设备的屠宰厂（场）对同一屠体的肉尸、内脏、头和皮编为同一号码，以便综合判定。

（1）头部检验

剥皮猪在放血后，脱毛猪在脱毛后进行，首先观察头颈部有无脓肿，检查口腔及咽喉黏膜，然后切开两侧颌下淋巴结，检查有无肿大、出血、化脓等传染病症状和其他异常变化，脂肪和肌肉组织有无出血、水肿和淤血，剖检两侧外咬肌，主要检查有无猪囊虫寄生。

（2）体表检查

屠猪在脱毛后剖腹前对屠体的体表和四肢进行全面观察，剥皮猪还要检查皮张有无充血、出血和严重的皮肤病，当发现有猪丹毒疹块、皮肤肿瘤或皮肤坏死时，要做出标记，检查屠体脱毛是否干净，有无生烫、老烫和机伤，修刮后浮毛是否冲洗干净，剥皮猪体表是否有残留毛、小皮，是否冲洗干净。

（3）内脏检验

内脏检验在开膛后进行，取脏前先检查胃、肠、脾，取脏后检查心、肝、肺。

（4）胃、肠、脾的检验

①首先剖开检查胃门淋巴结及肠系膜淋巴结，并观察胃、肠浆膜，必要时剖检胃、肠黏膜，注意观察淋巴结色泽是否正常，有无充血、出血、水肿、胶样浸润、糜烂和溃疡等病变。

②胃肠检查后，左手提起脾脏，视检其形态、大小、色泽，触摸其弹性及硬度，必要时剖开检验。

（5）肺、心、肝的检验

①肺部检验：观察外表色泽、大小、弹性，并剖检支气管淋巴结及纵隔淋巴结，注意检查有无传染病、寄生虫引起的变化及加工不良引起的变化等，气管上附有甲状腺必须摘除。

②心脏检验：检查心包及心肌、心外膜有无出血或坏死灶、有无浆膜丝虫，心肌有无猪囊虫，剖开左心室观察心内膜有无出血和血液凝固状态，二尖瓣膜有无赘生物等。

③肝脏检验：观察其色泽、大小并触检其弹性是否正常，剖开检查肝门淋巴和胆管，注意肝脓肿、肝脂肪变性、肝硬化、坏死性肝炎及寄生性白癜、肿瘤、肝吸虫及胆囊炎、胆结石等。

（6）胴体初验

在取脏后劈半前或劈半后进行，剖检两侧浅腹股沟淋巴结和深腹股沟淋巴结，检查有无肿大、出血、淤血、化脓等变化，检验皮下脂肪和肌肉组织是否正常，有无出血、淤血、水肿、变性、黄染、蜂窝织炎等症状。

检查腰肌，将腰肌沿脊椎骨割开2/3的长度，然后在腰肌的切面上再纵切2～3刀，用钩把腰肌拉开成扇形，以便检查。

检查肾脏（一般是连在肉体上检验），先将肾包膜切开，然后钩住肾盂用力一拉，肾包膜即可剥离，观察肾的形状、大小、色泽，有无出血、淤血、炎症、坏死等。必要时切开肾脏，观察肾盂、肾乳头等变化。

（7）寄生虫检验

囊尾蚴主要检验部位为咬肌、深腰肌和膈肌，其他可检部位为心肌、肩胛外侧肌和股内侧肌等。旋毛虫在横膈膜肌脚各取一块肉（与肉尸同一号码），先撕去肌膜肉眼观察，然后在肉样上剪取24个小片，进行镜检，如发现旋毛虫时应根据号码查对肉尸、头部及内脏，根据膈肌检验结果进行处理。住肉孢子虫镜检横隔膜肌脚（与旋毛虫同时检查）。

产地检疫合格后，畜禽可以在县境内流通，不合格者，按有关规定处理，如：限制活动范围、治疗、扑杀等。宰前检疫合格的畜禽，可以正常屠宰，不合格者要依法采取急宰，不放血屠宰，销毁等处理措施，必要时宰后还得按规程进一步处理。产地检疫和宰前检疫是两种不同的检疫。产地检疫是宰前检疫的必要前提，而宰前检疫则是对产地检疫的监督和补充，是构成动物检疫工作的核心和基础，必须重视，抓紧抓好。

🔖 复习作业

1. 宰前检验的步骤有哪些及具体操作有哪些？
2. 如何检验寄生虫？
3. 产地检验和宰前检验有什么联系？
4. 简述屠宰加工工艺流程。

参考文献

[1] 李军. 屠宰加工过程中的兽医卫生监督 [J]. 锡林郭勒职业学院学报，2009（1）.

[2] 李燕. 生猪屠宰后内脏检验病理变化 [J]. 畜牧兽医科技信息，2009（9）：34－35.

[3] 林荣泉. 畜禽生鲜肉类产品质量安全现状与对策思考 [J]. 肉类工业，2015（10）：52－56.